Pandémie: un appel à l'amour

Par Rose Bruce, EdD, PhD

Maple Leaf Publishing Inc.
Alberta Canada

Pandémie: un appel à l'amour
Copyright © 2020 by Rose B.

ISBN Broché: 978 -1 -77419 - 057-9
ISBN eBook: 978 - 1 - 77419 - 056 - 2

Date de publication: Août 24, 2020

MAPLE LEAF PUBLISHING INC.

3rd Floor 4915 54 St Red Deer,
Alberta T4N 2G7 Canada

Demandes générales et service à la clientèle

Phone: 1-(403)-356-0255

Gratuit: 1-(888)-498-9380

Email: info@mapleleafpublishinginc.com

Autres livres du Dr.Rose Bruce

Un guide du profane pour comprendre la recherche et l'analyse des données, Lynda Rose Bruce, EdD, PhD, 2013, Xlibris LLC.

My Spiritual Unfolding: Science of Mind,
Rose Bruce, EdD, PhD, 2020, **Maple Leaf Publishing**.

Préface

Pendant la pandémie de Covid-19, nous sommes nombreux à avoir lu avec intérêt comment les gens ont fait face à la pandémie de grippe de 1918 il y a un siècle. Et nous sommes reconnaissants que les gens à l'époque aient pris le temps de faire la chronique de leurs pensées, sentiments et impressions. La lecture de ces récits passés nous fait nous sentir moins seuls dans l'univers. De même, dans un siècle, les gens apprécieront de lire le récit du Dr Rose Bruce sur cet événement cataclysmique qui a sans aucun doute marqué notre XXIe siècle, tout comme les guerres mondiales et la Grande Dépression des années 1920 au XXe siècle, caractérisées le siècle précédent.

Écrit pour l'avenir, Pandémie: un appel à l'amour est également utile pour nous tous aujourd'hui. C'est une conversation intime, un partage de nos sentiments personnels sur les épreuves et les tribulations auxquelles nous sommes confrontés aujourd'hui. Comme le dit le Dr Bruce, «cela jette un peu de lumière sur les ténèbres de cette époque».

Son récit évoque le genre d'écriture qui est faite par quelqu'un qui est en première ligne de la guerre, quelqu'un qui est sous un barrage de feu. Le lecteur peut ressentir la tension de faire face à une menace invisible qui nous oblige à être «à l'abri à la maison» ou bien risquer de perdre la vie ou celle d'autrui. Cette expérience s'apparente également à un choc culturel, car nos routines quotidiennes, nos habitudes, nos vues, nos interactions ne sont plus là. Notre monde s'est rétréci à l'espace de notre maison et aux voyages occasionnels à l'épicerie. Dans ces conditions, un écrivain doit, de manière appropriée, se concentrer sur la rédaction des impressions plutôt que sur les formalités académiques. Comme le déclare le Dr Bruce, «L'une des raisons pour lesquelles j'ai quitté le monde universitaire était parce que j'étais tellement fatigué de me fier à l'esprit et d'ignorer le cœur».

J'ai rencontré le Dr Bruce à l'Université d'État de Sonoma lorsque je suis arrivé pour la première fois il y a trente ans, et je peux attester que la séparation académique de ce que le bouddhisme appelle «le cœur-esprit» pèse lourdement sur une personne. Et le Dr Bruce a toujours manifesté une gentillesse aimante envers nous tous qui avons eu le plaisir d'interagir avec elle dans son poste de directeur des tests auprès du vice-président associé de la recherche institutionnelle, ainsi que professeur, collègue et ami.

Nous ne pouvons hélas pas ignorer l'analyse académique. En tant que professeur d'histoire des idées, de la littérature et de la philosophie pendant quatre décennies, je trouve que le livre du Dr Bruce est plus qu'une simple description des événements d'une journée donné. Il s'agit d'une œuvre moderniste, plus proche du courant de conscience de James Joyce qu'une revue parce qu'elle illustre un phénomène existentiel: comment le contenu surmonte la forme. Ce que je veux dire par là, c'est que dans son prélude, elle déclare: «Chaque chapitre commence par la pensée quotidienne de Beyond 20/20 Spiritual Vision par le Center for Spiritual Living à Santa Rosa, Californie. Pourtant, la réalité intense de cette époque accable ce plan et, pour le plus grand plaisir du lecteur, le contenu englobe bien plus que l'épidémie de Covid-19. Il comprend des critiques de livres, des croquis biographiques, des graphiques et des liens Web. Ce n'est pas involontaire. Comme elle le note elle-même: «Les pensées ne se traduisaient pas facilement par ce qui se passait autour de moi....» Je trouve que c'est un enrichissement de son récit personnel.

De plus, plutôt que de décrire «la pratique de la vie quotidienne» dans laquelle on s'approprie l'actualité et les médias sociaux pour la modeler en fonction de notre propre expérience individuelle (Michel de Certeau), le Dr Bruce présente ce que Parker Palmer conseille dans son livre du même nom: laissez parler votre vie. En ce sens, c'est aussi un travail postmoderne. À la question postmoderne, «Qui parle?», Le Dr Bruce a deux réponses: la vie parle, la vie s'impose et finalement, l'amour parle.

Le récit du Dr Bruce est centré sur la notion d'interrelation spirituelle symbiotique et aimante de tous les êtres sensibles dans le monde. Cette connaissance ancienne est en lutte constante avec l'affirmation égoïste et de survie du plus apte selon laquelle nous sommes plutôt des individus autosuffisants qui devraient soit apprendre à survivre par nous-mêmes, soit simplement, dans ses versions les plus extrêmes, simplement mourir. Le Dr Bruce illustre cette lutte en notant les efforts pour aider les gens d'une part, et le manque de leadership positif du gouvernement des États-Unis pour fournir les ressources et l'équipement nécessaires pour lutter contre le virus. Certains de nos élus affirment même que sauver l'économie est plus important que sauver des vies, que c'est la façon dont Dame Nature «d'éclaircir le troupeau».

Ce sont des temps dangereux pour le concept de ce que signifie être humain, être humain. La notion d '«éclaircissement du troupeau» ne prend pas en compte les réalités de l'inégalité des revenus. D'une part, les personnes à faible revenu qui n'ont pas accès à une bonne nutrition, à un maintien de la santé ainsi qu'à des connaissances sur ces sujets sont les plus sujettes aux infections et à la mort. Proportionnellement, cela signifie que les Noirs, les Amérindiens et les Latinos sont les principales victimes de cette maladie. Néanmoins, les manifestants armés que mentionne le Dr Bruce, réclament la fin de la mise à l'abri à domicile et l'ouverture d'entreprises qui, inévitablement, entraîneront une augmentation des cas de Covid-19. Pourtant, ce n'est pas seulement le racisme qui est en jeu. Covid-19 cible également les personnes âgées et les personnes immunodéprimées. Ces personnes sont également considérées par certains comme inutiles ou comme faisant partie du plan de Dieu pour «nettoyer la grange». Ces affirmations font écho à la politique nazie de se débarrasser des personnes «indésirables» qui ne correspondaient pas au modèle de la race supérieure.

C'est, certes, des temps désespérés où les moyens de subsistance des gens, leur survie même, sont menacés et où, dans de tels moments, de nombreuses personnes perdent leur sens de l'humanité et de l'interconnexion. Le Dr Bruce n'en fait pas partie. Au contraire, sa voix fait écho, W.H. Les mots d'Auden: «Nous devons nous aimer les uns les autres ou mourir.

Le Dr Bruce fait la chronique de nombreuses personnes de diverses ethnies et classes sociales qui, avec amour, se mobilisent pour se porter volontaires et s'acquitter des fonctions fondamentales de la société. Ce sont les infirmières, les médecins, les épiciers, les livreurs, etc. En lisant son livre, on ne fait pas que suivre mais ressentir le reflux des émotions au fil des jours puis des semaines rythmés par une alternance de bonnes et de mauvaises nouvelles, d'épiphanies spirituelles, et l'exaspération. Tout comme le printemps vient après l'hiver, cependant, elle trouve un rajeunissement constant dans les lectures spirituelles, la méditation et les prières. Et c'est précisément pourquoi son livre est un appel à l'amour et une inspiration pour nous aujourd'hui et pour nos futurs descendants.

Francisco H. Vázquez, Ph.D.

Windsor, Californie 16 mai 2020

Table des matières

Prélude

C'est un récit profondément personnel de mon expérience de la pandémie de Covid-19 qui a frappé les États-Unis en 2020. Je suis une personne spirituelle et j'essaie d'apporter une perspective spirituelle à tous les événements de la vie. J'ai continué à faire cela avec la pandémie. Chaque chapitre commence par la pensée quotidienne de Beyond 20/20 Spiritual Vision par le Center for Spiritual Living à Santa Rosa, Californie. Je commence chaque jour à lire ceci comme un moyen de cadrer les événements de la journée. Les pensées ne se traduisaient pas facilement dans ce qui se passait autour de moi, mais cela m'aida à me fonder dans une réponse spirituelle à la peur qui était si évidente dans notre société à cette époque.

Il s'agit d'un récit d'une personne qui n'est pas nécessairement représentatif de la population générale. Cependant, je partage ce journal pour que, dans des années, lorsque tout cela aura été oublié, il y aura une histoire de mon adaptation. J'espère qu'il jette un peu de lumière sur l'obscurité de ces temps.

Cordialement,

Rose Bruce

La pandémie commence
Le samedi 21 mars 2020

«Je lâche prise et vois les preuves de l'Amour en action tout autour de moi. L'amour du Divin m'inspire à exprimer mon amour pour moi-même, pour les autres et pour la vie elle-même.»

La pandémie du virus Covid-19 frappe les États-Unis et le monde. Cela a commencé à Wuhan en Chine fin décembre 2019 et s'est progressivement répandu dans le monde entier malgré la fermeture de villes entières en Chine, exigeant que leurs résidents disent à l'intérieur. Les passagers des navires de croisière et des avions l'ont répandu malgré la mise en quarantaine des passagers pendant deux semaines par précaution de le répandre. Cela provoque une grande peur, mais cela appelle aussi beaucoup d'amour et de réconfort. Les gens ont besoin les uns des autres comme jamais auparavant et se tournent vers l'humilité et le besoin. Nos cœurs s'ouvrent.

Je viens de lire dans Love Without End: Jesus Speaks par Glenda Green Jesus qu'il a actuellement un grand amour qui est envoyé sur la terre et avec lui viendra un effondrement des structures qui ont maintenu notre société ensemble auparavant. Cette destruction est nécessaire pour inaugurer une nouvelle ère d'amour, de fraternité et de fraternité comme on n'en a jamais vu auparavant sur cette terre. C'est un temps pour l'unité.

A chaque instant, nous avons le choix d'être amoureux ou dans la peur. La peur n'est pas le contraire de l'amour mais plutôt une alternative à l'amour. L'amour est tout ce qui existe, mais nous ne le voyons pas lorsque nous choisissons d'autres réalités telles que la peur ou la cupidité. Notre travail consiste à abandonner l'illusion de la séparation et à choisir l'amour et l'unité. Nous sommes chacun une expression individualisée du Divin ici pour apporter notre propre contribution unique. Par la méditation et la prière, nous pouvons renforcer notre connexion avec le Divin et discerner la meilleure façon d'exprimer l'amour que nous sommes. C'est un moment sacré.

Mardi 24 mars 2020

«NOUVEAUTÉ - Aujourd'hui, j'abandonne l'idée de pouvoir tout répéter. L'esprit créatif en moi se révèle comme une nouveauté dans mes pensées, mes mots et ma créativité. Cette créativité jaillit de moi et est une bénédiction pour tous ceux qui entrent en contact avec elle.»

Nous vivons vraiment des temps incroyables! Aujourd'hui, j'ai appris de l'Organisation mondiale de la santé (OMS) qu'il a fallu 60 jours pour que les 100000 premiers cas de Covid-19 se développent, ce nombre a été ajouté dans les 11 prochains jours à 200000 et au cours des quatre derniers jours, il est allé à 300 000 caisses dans le monde. Nous vivons une période de peur ou d'amour. Les États américains doivent se surenchérir pour acheter des kits de test pour le coronavirus de 4 USD par kit à 6 USD par kit. Les équipements de protection pour le personnel hospitalier sont rares et il est conseillé aux gens de ne porter un masque que si vous avez le virus et de laisser le personnel hospitalier avoir l'équipement de sécurité pour prendre soin des patients. L'équipement de protection individuelle (EPI) comprend un masque facial N-95, un revêtement facial en plastique, des lunettes, des gants en plastique, une blouse en plastique couvrant tout le corps et des couvre-pieds en plastique. Il y a des photos de médecins et d'infirmières soulevant leur masque facial après un long quart de travail avec des indentations où l'appareil aspirait sur leur visage. Ils doivent essayer de se protéger contre le virus. Certains réussissent, d'autres non. Des espaces sont créés pour accueillir les lits d'hôpitaux à l'extérieur des hôpitaux car ils seront envahis par les besoins. La marine a envoyé le navire USS Mercy à New York et USS Comfort à San Francisco pour l'aider. Ils peuvent emmener des patients non infectés par le virus, tels que des traumatisés, en libérant des lits indispensables dans les hôpitaux américains.

On continue de demander aux gens de rester à l'intérieur pour la sécurité de tous. La plupart des gens de ma région, dans le nord de la Californie, restent à l'intérieur. Je marche toujours autour de Spring Lake chaque jour en restant à trois à six pieds des autres personnes qui marchent.

Nous ne sommes pas autorisés à assister aux rassemblements de plus de dix personnes. Tous les restaurants et bars, écoles, églises et gymnases sont fermés jusqu'à nouvel ordre. De grands rassemblements de toute nature ont été annulés: événements sportifs professionnels, concerts, Jeux olympiques de Tokyo et cetera. Les jeunes dans la vingtaine et la trentaine ne prêtent pas attention aux avertissements en pensant qu'ils sont immunisés contre l'infection, mais ce n'est pas le cas.

Aux États-Unis, les gens accumulent du papier toilette. À la télévision, des images de personnes avec des paniers remplis de papier toilette. Je suppose que c'est ce qu'ils peuvent faire tourner la tête à ce moment inhabituel.

Il est temps de penser aux autres au-dessus de soi. Nous devons rester à l'intérieur ou à une distance sûre des autres pour ne pas propager la maladie plus rapidement. À la fin du journal télévisé de ce soir, il y avait des plans de gens appelant sur leur téléphone portable en chantant la chanson de John Lennon Imagine «Imagine tout le monde, vivant pour aujourd'hui...» Nous vivons maintenant cette réalité.

L'Organisation mondiale de la santé a appelé hier le monde à mettre un terme à tous les actes de la guerre, car nous sommes en guerre contre le virus et devons-nous unir pour le bien commun. Les militaires américains en Afghanistan et dans d'autres pays étrangers sont rappelés pour les protéger du virus.

Je peux sortir chercher de la nourriture ou des médicaments mais je dois faire très attention. Le port de gants en plastique jetables est recommandé lors des achats et tous les emballages doivent être vaporisés avec neuf parties d'eau et une partie d'alcool pour désinfecter.

Éric doit emmener sa maman à un rendez-vous avec le chirurgien demain. Elle est prévue pour un mois et elle a besoin de le voir car sa chirurgie de la hanche a mal tourné et elle a besoin d'une chirurgie corrective. Elle souffre de plus en plus. Espérons qu'elle pourra bientôt se faire soigner. Nous verrons.

Le marché boursier est passé d'un sommet de 28 000 à 18 000 points. Cela conduira à une récession pire que la récession immobilière de 2008. Les investisseurs attendent de savoir si le Congrès adopte un projet de loi de relance d'un billion de dollars pour renflouer les moyennes et les grandes entreprises (avions, tourisme, voyages, restaurants, propriétaires de petites entreprises et cetera) et les gens (1200 $ par adulte pour payer le loyer et acheter de la nourriture). Nous avons besoin que le pays s'unisse, mais il ne le fait pas jusqu'à présent.

Comment vais-je faire face? Je ne m'accorde qu'une heure de news par jour: le PBS Newshour. CNN assure une couverture continue de la pandémie de coronavirus. Il serait facile d'être accablé de peur si on la regardait toute la journée. Je fais mes promenades matinales puis je rentre à la maison et je déjeune. Lorsque l'information a été annoncées pour la première fois, nous sommes allés chez Costco et avons acheté pour un mois de nourriture, nous sommes donc en sécurité à cet égard. J'ai mon revenu de retraite et nous avons tous les deux la sécurité sociale, donc nos finances sont sûres. J'ai reçu des courriels passionnants à propos de mes premier et deuxième livres (Le Cadeau de la sobriété: une transformation spirituelle et mon déploiement spirituel: la science de l'esprit). J'ai maintenant confirmé les droits du film sur le premier livre en anglais et en français. J'ai une offre NETFLIX sur mon deuxième livre. Les droits de traduction des premier et deuxième livres en espagnol, arabe et français ont également été garantis. Je suis donc très occupé à m'occuper des affaires, à écrire une bande-annonce et un scénario vidéo pour le deuxième livre, et maintenant à écrire ce troisième livre. J'aime ma vie et je me sens très béni. J'ai plus de 20 000 abonnés sur la page Facebook de mon auteur et sur Rosesobriety.com. Je poste quelque chose chaque vendredi ou samedi, quelque chose de positif et de réfléchi motivé par mes lectures. Mon cours au Center for Spiritual Living à Santa Rosa, Californie vient de se terminer, donc je me discipline pour continuer à lire des livres spirituels. J'utilise Zoom pour organiser des réunions de récupération en ligne. J'ai vu mon conseiller en ligne mais cela ne s'est pas passé aussi bien que d'habitude. Il est difficile de ressentir la connexion énergétique sur Internet.

Je médite sur la phrase «La grâce est ma suffisance» du livre de Joel Goldsmith Practicing the Presence. Je trouve que cela me procure un grand réconfort.

Bref, je vis ma vie le plus normalement possible. La condition physique spirituelle demande des efforts, tout comme la santé physique demande des efforts. Les habitudes peuvent soit nous sauver, soit nous couler.

En une seule journée, le nombre de cas de Covid-19 dans le monde a grimpé de 100 000 à 407 000+ cas avec 18 227 décès. Aux États-Unis, nous avons aujourd'hui 50 000 cas et 646 décès. On estime que les chiffres pourraient continuer à augmenter à ce rythme rapide pendant des semaines ou des mois. Ceci en dépit du fait que les gens restent à la maison du travail et loin des rassemblements sociaux. Les prisons du pays libèrent des détenus non violents jusqu'à 25% de la population totale afin d'arrêter la propagation du virus dans cette population. À New York, la ville à la croissance la plus rapide avec des cas aux États-Unis aujourd'hui, les cas doublent chaque nuit.

La réponse du gouvernement fédéral a été moins que satisfaisante. Le président Trump a constamment diffusé de fausses informations dans l'espoir d'amener les gens à retourner au travail pour stimuler l'économie. Les journalistes doivent corriger les informations erronées qu'il a fournies. C'est une situation dangereuse et des gens sont morts parce qu'il a donné de fausses informations sur un médicament contre le paludisme qui «pourrait» fonctionner mais qui en fait a tué des personnes atteintes du virus. Espérons qu'il sera démis de ses fonctions en novembre de cette année.

Mercredi 25 mars 2020

«SANTÉ - Aujourd'hui, j'abandonne l'idée qu'il y a en moi autre chose qu'une parfaite lumière de Dieu. La lumière de Dieu réside dans chaque cellule de mon être physique et est prête à répondre à l'amour que je déverse sur mon corps.»

Le parc où je vais me promener tous les matins était fermé ce matin. J'y suis allé comme d'habitude et la route du parking était fermée. Je suis sorti et j'ai commencé à marcher comme d'habitude et j'ai vu un panneau interdisant aux gens de marcher. Peut-être que demain j'irai marcher quand même.

Je suis ensuite allé à l'épicerie et j'ai vu qu'ils laissaient entrer les gens un à la fois. Il y avait une file d'attente à l'extérieur du magasin avec des gens distants de trois pieds et faisant un pâté de maisons. J'ai laissé mon chariot et je suis parti.

Je suis ensuite allé à Target pour obtenir des médicaments qui devaient être ramassés. J'ai parcouru l'épicerie pour trouver de la nourriture et les étagères étaient vides. J'ai pu obtenir les deux derniers paquets de carottes, le dernier paquet de céleri, quelques poivrons pour omelettes et les deux derniers paquets de beurre. C'est très étrange et inquiétant. Je suis rentré à la maison et j'ai préparé un rôti à trois pointes qu'Éric avait décongelé avec des carottes cuites et des pâtes au fromage. C'était normal et rassurant.

Les nouvelles concernent la pandémie de Covid-19. L'Inde a maintenant ordonné aux 1,3 milliard de résidents de rester chez eux. C'est déjà le cas aux États-Unis, au Canada, en Corée du Sud, en Italie, en Espagne, en France, au Royaume-Uni et en Iran. Aux États-Unis, il y a 64800 cas et 971 décès. Les hôpitaux commencent à se remplir. Les États les plus durement touchés sont New York, la Californie, Washington, l'Oregon et la Louisiane (après avoir autorisé le Mardi Gras cette semaine). Le Congrès et la Chambre ont signé un plan de sauvetage de trois mille milliards de dollars pour la nation. Mais on dit que l'argent ne parviendra aux résidents de l'assurance-chômage qu'en mai.

Les propriétaires ne sont pas autorisés à avoir des expulsions maintenant et les hypothèques peuvent rester impayées pendant un certain temps. La principale priorité est les fournitures médicales pour les personnes en première ligne: médecins, infirmières, gardiens et techniciens. Il n'y a pas assez de kits de test et d'équipement de protection pour répondre aux besoins.

Aujourd'hui, j'ai appris qu'un ami a le virus. Elle a envoyé un e-mail. Je lui ai dit à quel point j'étais désolé et de rester en contact. Elle a des problèmes respiratoires et est donc très vulnérable au virus. Il attaque d'abord les poumons. Je prie pour elle.

J'utilise la discipline pour ne pas être totalement pris dans l'actualité du virus. Je regarde une série à la télé, The Affair qui est gratuite pendant les trois prochaines semaines. Chacun fait sa part pour aider. J'ai essayé de payer certaines factures en ligne et j'ai vu un avis indiquant que leur serveur et les serveurs d'autres banques avaient été piratés. L'identification personnelle, y compris les cartes de crédit, les numéros de sécurité sociale, les noms et les adresses, avait été compromise.

J'ai reçu un e-mail d'Ed McPherson sur les conditions requises pour que mon deuxième livre soit qualifié pour une série NETFLIX. Il a déjà le financement pour cela. J'ai contacté Maple Leaf Publishing pour obtenir le prix de la bande-annonce et des succès vidéo nécessaires. On m'a dit qu'ils ferment pendant trois semaines à partir de demain. Le Book Expo prévu fin mai à New York a été reporté à fin juillet. Je reviendrai et signerai pour un film, une traduction de livre et des contrats NETFLIX alors, si Dieu le veut.

J'écris un livre, ce qui aide. Éric est rentré à la maison ce matin après avoir pris soin de sa mère à une heure et demie et ça aide, le simple fait de l'avoir avec moi m'aide à me sentir comme si les choses étaient un peu normales.

Combien de temps cela peut-il durer? Je dois doubler mes lectures spirituelles et mes méditations.

Vendredi 27 mars 2020

«Force - Aujourd'hui, j'abandonne l'idée de faiblesse au profit de l'idée d'un pouvoir unique et omniprésent qui imprègne toute la Création. J'appelle ce pouvoir ma force.»

Je me demande si la pandémie est la riposte de la terre? Nous avons terriblement abusé de la Terre Mère. Nous avons pollué ses océans avec des plastiques. Nous avons laissé du CO_2 dans l'atmosphère à cause des automobiles et des raffineries de pétrole au point que les calottes polaires fondent. Les espèces menacées disparaissent. Je suis allé en ligne pour interroger les «photos d'espèces menacées» et j'ai trouvé page après page de beaux animaux et oiseaux. Le coronavirus semble avoir un taux de mortalité de 4%. Cela pourrait aider beaucoup la terre à perdre quatre pour cent de sa population.

Aujourd'hui, il y a plus de 123500 nouveaux cas de Covid-19 aux États-Unis avec 8600 décès signalés. Les cas aux États-Unis sont les plus élevés de tous les pays avec plus de 78600 cas et 1136 décès. L'Italie compte actuellement 900 morts par jour. Le système de soins de santé est au maximum et les médecins doivent décider qui reçoit un respirateur et qui n'en laisse pas les personnes âgées mourir. Le Premier ministre Johnson de Grande Bretagne a maintenant le virus, tout comme son ministre de la Santé. Les diffuseurs de nouvelles à la télévision font des reportages depuis leur domicile. Pour moi, c'est rassurant de voir leurs maisons au lieu des salles de rédaction stériles. L'humanité commence à se rassembler dans un bien commun. Nous sommes tous là-dedans. Les frontières n'ont pas d'importance pour le virus.

Aux États-Unis, General Motors a été nationalisé par le gouvernement fédéral pour commencer à fabriquer des ventilateurs. Selon le Gouverneur Cuomo, 160 000 sont nécessaires à New York et ils n'en ont que 30 000. Les travailleurs de la santé à New York protestent contre leurs conditions de travail. Ils ne reçoivent qu'un seul masque facial pour durer une semaine, ce qui les rend vulnérables aux infections.

La Nouvelle-Orléans a transformé son centre de congrès en morgue pour stocker tous les corps. Ils ont organisé un mardi gras fin février, laissant de nombreuses personnes exposées aux infections. Les symptômes n'apparaissent pas pendant une semaine permettant la transmission à notre insu. Wall Street continue de plonger profondément avec les augmentations qui se produisent. La moyenne industrielle de Down Jones est passée d'un sommet dans les 28 000 à 18 000, le plus grand swing depuis 1938. Nous sommes en guerre. En guerre contre le virus. Aujourd'hui, c'est à 21 636 rebonds après le paquet de secours de deux mille milliards de dollars que le Congrès adopte hier et que le président a promulgué. Il donnera aux chômeurs 600 $ de plus. La semaine dernière, 3,5 millions de personnes aux États-Unis ont déposé une demande de chômage.

Tout le monde aux États-Unis et dans la plupart des pays du monde est condamné à rester à la maison. J'ai nettoyé toutes les surfaces de ma maison, ciré les sols et réorganisé les comptoirs de cuisine. Aujourd'hui Éric, mon mari, réorganise les armoires de cuisine. Je fais un ragoût dans la mijoteuse avec les produits et la viande que je pourrais acheter au magasin: ragoût de bœuf, céleri, carottes, haricots verts, oignon, un sachet d'arôme de ragoût qu'Éric a acheté et un bouillon de poulet car je n'ai plus de bouillon de bœuf. Quand Éric était dans le comté de Lake, une heure et demie au nord, s'occupant de sa mère la semaine dernière, ils avaient des courses. Il n'y a plus de nourriture sur les étagères ici. Je l'ai envoyé avec une longue liste de courses là-bas, demain quand il reviendra de s'occuper de sa maman. Elle a besoin d'une arthroplastie de la hanche, mais quand ils sont allés au rendez-vous chez le médecin, on lui a dit que l'opération devait être reportée de deux à trois mois à cause du virus. Il lui donne 10 mg de mélatonine matin et soir pour l'aider à dormir et à ne pas avoir trop mal. Elle a eu des patchs de fentanyl et des pilules d'hydromorphone pendant plus de dix ans et ils ne lui procurent plus beaucoup de soulagement. Les médecins ont réduit ses analgésiques en raison des surdoses d'oxycodone ces dernières années.

Le nombre de cas de Covid-19 dans le monde a maintenant atteint 511 600+ avec 23 500 morts. Aux États-Unis, nous avons plus de 78 600 cas et 1 136 décès. Je ne peux plus aller dans un parc d'État pour ma promenade quotidienne car ils sont tous fermés. Vous pouvez recevoir une amende de 500 $ pour être entré dans le parc et même aller en prison pour cela. Je n'ai pas marché aujourd'hui.

J'ai ajouté le Following Spiritual Mind suivant que j'ai écrit sur la page Facebook de mon site *Web Rosesobriety.com*.

Si vous vous sentez anxieux, lisez ce qui suit pour vous-même.

L'Amour Inconditionnel est la base de tout ce qui est: vu et invisible. Il se déplace à travers les univers et à travers le plus petit atome en parfaite harmonie. Il y a un rythme naturel en toutes choses.

Je sais que cet Amour est qui je suis. Il s'exprime à travers moi et comme pour moi.

Je me réjouis de cette connaissance et me repose dans l'assurance que tout va bien. Cet Amour me guide pour être calme et écouter. Cela m'incite à bouger et à parler quand il est temps. Je n'ai besoin que de me reposer dans cet Amour Divin et tout va bien. La peur n'entre pas ici. Seuls la Lumière et l'Amour demeurent. Je suis en paix. Je suis entier et complet. Rien ne manque. Je suis soutenu et soutenu par cet Amour. Tout est bien.

Je rends grâce pour cette connaissance, ce changement de conscience. Je te remercie pour cette paix.

Je le libère en sachant qu'il est inscrit dans la Loi de la Vie et se manifeste maintenant pendant que je parle. Et c'est comme ça.

J'ai également terminé le scénario vidéo de mon deuxième livre

My Spiritual Unfolding: Science of Mind.

Script de representation
My Spiritual Unfolding: Science of Mind

Par **Rose Bruce, EdD, PhD**

Je voudrais parler avec vous aujourd'hui d'un livre remarquable que j'ai lu récemment et qui concerne une question d'importance pour beaucoup de gens aujourd'hui: la spiritualité dans la vie quotidienne. Le Dr Bruce met en lumière sa compréhension intime de la transformation spirituelle profonde suite à une descente dans l'alcoolisme. Un an et demi après le rétablissement de la dépendance à l'alcool, elle a ressenti un désir spirituel plus profond. Elle a été amenée à fréquenter le Center for Spiritual Living à Santa Rosa, en Californie, qui enseigne les concepts de Science of Mind ou New Thought tels que décrits par Ernest Holmes, Emmet Fox, Emma Curtis Hopkins et d'autres.

Le Dr Bruce a suivi des cours régulièrement au cours des quinze mois suivants, acquérant une compréhension de plus en plus approfondie des principes spirituels et de leur application dans sa vie et celle des autres. Une partie de la philosophie est une technique de guérison appelée Spiritual Mind Treatment. Le Dr Bruce décrit ce que c'est, comment cela se fait et comment elle l'a appliqué à de nombreuses situations dans sa vie. Elle traduit des concepts parfois complexes en comportements simples, schémas de pensée et pratiques méditatives qui peuvent être utilisés par n'importe qui, quelle que soit leur origine religieuse.

Larry A. Burr de Cotati, Californie écrit la critique suivante.

My Spiritual Unfolding: Science of Mind exprime magnifiquement comment les promesses de paix et d'amour se manifestent lorsqu'un individu embrasse la clé de la transformation - la confiance dans la direction spirituelle. Je suis étonné de voir à quel point Rose a embrassé sa propre spiritualité et l'a trouvée être le fondement non seulement de la sobriété, mais d'une bonne vie. Je ressens sa croyance et sa confiance à travers ces histoires, et je célèbre à quel point la spiritualité change sa vie et la remplit de paix et de joie.

Rose's My Spiritual Unfolding: Science of Mind me saisit en raison de l'authenticité qu'elle exprime à travers ses luttes. J'adore lire sur les personnages de sa vie et comment ses relations changent à mesure que sa spiritualité grandit. Je suis inspiré de savoir que cela devient plus facile à mesure que vous pratiquez les concepts spirituels et que personne ne peut le faire parfaitement. Mon déploiement spirituel: La science de l'esprit est un bel équilibre entre la lutte et le processus de changement à travers le conditionnement spirituel.

La première chose à laquelle je pense quand je réfléchis à ses livres, c'est à quel point je me rapporte histoire après histoire. L'histoire de chacun est évidemment différente et Rose a pu exprimer à travers ses histoires le noyau émotionnel et mental auquel tout le monde peut s'identifier. Toute personne souhaitant devenir sobre pourrait les utiliser comme indicateur des émotions, des difficultés et des expériences auxquelles elle sera probablement confrontée.

Le livre *My Spiritual Unfolding: Science of Mind du Dr Rose Bruce* peut être acheté sur Amazon, Barnes et Nobles, ou sur son site Web rosesobriety.com à partir de fin mai 2020. Ses idées offrent de la sagesse et des conseils à des personnes similaires et dans les mêmes situations. Son site Web rosesobriety.com est une excellente ressource pour son blog, ses critiques, ses bandes annonces, ses articles, ses événements à venir et les informations. Commandez-le aujourd'hui!

Samedi 28 mars 2020

«Je lâche prise et vois les preuves de l'Amour en action tout autour de moi. L'amour du Divin m'inspire à exprimer mon amour pour moi-même, pour les autres et pour la vie elle-même».

Je viens de sortir d'une réunion de récupération via Zoom. C'est tellement rassurant de voir les visages et d'entendre les voix de mes amis en convalescence. Les gens parlent de la difficulté d'être isolé pendant si longtemps. Éric et moi sommes enfermez depuis trois semaines maintenant. La semaine dernière, nous n'avions plus le droit d'aller dans les parcs publics, ce qui avait été une grande partie de mes capacités d'adaptation. Il est trop dangereux pour les gens de sortir maintenant. Vous pouvez obtenir une grosse amende si vous n'avez pas une bonne raison de sortir.

Aujourd'hui plus que jamais, c'est un appel à l'amour pour gérer cette situation. Beaucoup de gens sombrent dans la peur et c'est maintenant l'ennemi. J'ai eu un appel d'une amie et elle s'inquiétait de la façon dont elle se rétablira financièrement une fois que ce sera fini. Je lui ai suggéré de se concentrer uniquement sur le traitement d'aujourd'hui. Sauter dans la peur du futur est nuisible à tout moment et surtout maintenant. La philosophie du rétablissement «un jour à la fois» nous sert bien maintenant. Beaucoup de personnes en rétablissement n'aiment pas être isolées car cela faisait tellement partie de leur mode de vie addictif.

Je commence à me sentir endolori et fatigué. Heureusement, je suis retourné à la pharmacie la semaine dernière pour récupérer les deux seules boîtes d'ibuprofène qui restaient sur l'étagère. J'en ai besoin aujourd'hui. J'ai un ami avec un virus. Cela aide à tenir ce journal. Je n'aurais jamais pu imaginer ce scénario de ma vie et d'autres dans le futur auront peut-être du mal à l'imaginer aussi. Un journal quotidien est le seul moyen de capturer les détails qui semblent si évidents à l'époque mais s'estompent avec le temps.

Éric est allé dans le comté de Lake pour s'occuper de sa mère Becky. Il y va au moins deux jours par semaine. La soignante des autres jours ne s'est pas présentée mercredi, ce qui était sa responsabilité. Je ne suis pas sûr pourquoi. J'espère qu'elle pourra continuer à prendre les cinq autres jours.

Heureusement, nous avons beaucoup de viande dans le congélateur. Nous pouvons passer longtemps sans nourriture supplémentaire. Éric m'a acheté un cheesecake de la Cheesecake Factory que je dévore en ce moment. C'est rassurant d'avoir ce luxe dans ma vie. Cela me rappelle l'ancien temps de l'abondance. Nous avons notre merveilleuse maison où vivre avec chaleur et nourriture. Nous n'avons rien à redire.

Je viens de terminer d'écrire mon autobiographie pour ma candidature au certificat d'éducation spirituelle de l'Institut Holmes. La vie continuera et reviendra à la normale. Je prévois de participer au programme en septembre 2020.

Lynda Rose Bruce
Autobiographie

Je suis né le 18 septembre 1949 dans une famille luthérienne suédoise du Kansas. J'étais la dernière de trois filles. Les valeurs du Midwest que sont l'honnêteté, le travail acharné, la discipline, la famille et l'excellence académique m'ont été inculquées. Papa était pilote pendant la Seconde Guerre mondiale, puis est rentré à la maison pour travailler dans la construction d'avions Boeing. Il a été transféré à Takoma, Washington et à trois ans, j'ai déménagé sur la côte ouest. Maman est restée à la maison pour créer un endroit sûr et accueillant avec des plats traditionnels suédois et une fréquentation hebdomadaire de l'église. Nous avons déménagé à Takoma, Washington quand j'avais trois ans et à Oakland, en Californie, quand j'avais 15 ans.

J'avais été élevée pour être épouse et mère et mariée à dix-neuf ans, tout comme ma mère et deux sœurs aînées. J'ai eu deux ans d'université à mon actif et je suis allé travailler pour mettre mon mari à l'université. Tout se passait comme prévu. Puis un jour, je suis rentré du travail pour constater que mon mari avait enlevé tous ses biens de la maison et retiré la moitié de notre compte courant et d'épargne. J'étais abasourdi. Il a finalement appelé plus tard dans la nuit pour dire qu'il avait déménagée et qu'il voulait divorcer. Mon monde s'est brisé.

J'ai finalement décidé de voyager au Mexique, en Amérique centrale et en Amérique du Sud avec un ami que j'avais rencontré et qui avait vécu en Espagne pendant deux ans. Ainsi, a commencé sept mois d'aventure et d'introspection, étudiant l'espagnol et le yoga au fur et à mesure. Je suis revenu avec le sens de la responsabilité de faire quelque chose de ma vie.

J'ai décidé de fréquenter la California State University à Chico et j'ai déménagé là-bas. Pendant les six années suivantes, j'ai étudié la psychologie et le conseil en recevant respectivement un BA et une MA. J'ai également étudié le Kodenkan Ju-Jitsu et obtenu une ceinture noire. Je me retrouvais. C'est à ce moment-là que j'ai décidé de changer mon nom en Rose. Une nouvelle identité avait émergé.

Après avoir obtenu mon diplôme, on m'a proposé un emploi sur le campus en tant que psychométrie au bureau des tests. J'avais adoré apprendre les statistiques en tant qu'étudiant diplômé et je me sentais comme chez moi. Je me suis marié avec un collègue de Tower Records, Gary, où j'ai travaillé pour me mettre à l'université.

Gary a trouvé un emploi dans le comté de Sonoma et nous avons déménagé là-bas. J'ai entendu parler d'une ouverture en tant que psychométrie à l'Université d'État de Sonoma la veille de la fin de la période de candidature. J'ai postulé et j'ai obtenu le poste. Ma Puissance Supérieure était intervenue pour me guider dans une nouvelle direction. Ainsi, a commencé une nouvelle période de stabilité de quatorze ans. Après deux ans de travail, mon patron a pris sa retraite et on m'a proposé son poste à la condition que j'obtienne un doctorat. J'ai fait du shopping et j'ai finalement opté pour un programme EdD à l'Université de Californie à Berkeley en méthodes quantitatives en psychologie de l'éducation. Je l'ai aimé. J'ai reçu mon EdD en 1994.

Dix ans après notre mariage, alors que j'étais dans le programme de doctorat, il a été soudainement diagnostiqué avec le sida. C'était dans les années 1980 et le sida commençait à peine à se propager dans la région de la baie et dans le monde. J'avais pensé qu'il avait la grippe et j'ai été assez surpris quand j'ai entendu le diagnostic. Le médecin m'a regardé comme si j'étais mort quand j'ai dit que nous n'avions pas pratiqué le sexe protecteur. Pourquoi le ferions-nous? J'ai été testé et n'ai pas été infecté. Ma Puissance Supérieure m'avait à nouveau guidé et protégé à mon insu. J'ai eu la décision de choisir la peur ou l'amour. J'ai choisi l'amour et j'ai pris soin de lui pendant les trois années et trois mois suivants. Il est mort paisiblement dans son sommeil à la maison dans notre lit.

Quand Gary a été diagnostiqué avec le SIDA, j'ai lu tout ce que je pouvais sur la guérison et la mort. Je suis tombé sur un livre de Caroline Myss dans lequel elle affirmait avoir guéri un client du sida en l'aidant à maîtriser son homosexualité. J'étais fasciné et j'ai commencé à assister à des ateliers de fin de semaine donnés par elle et le Dr Norm Shealy sur la guérison énergétique. Je me suis intéressé à la relation corps-esprit. Cela m'a finalement conduit à recevoir mon doctorat de l'école qu'ils ont fondée Holos University for Graduate Seminary.

Quand Gary est mort, le chagrin était à nouveau mon lot. J'ai eu du mal à prendre une nouvelle position. Heureusement, j'avais mon travail vers lequel retourner. Finalement, j'étais prêt à ouvrir mon cœur. J'avais depuis plusieurs années une profonde amitié avec une femme, Leslie, que j'avais rencontrée dans un cours de statistique que j'avais enseigné à l'Université d'État de Sonoma. Elle était lesbienne. Je me sentais en sécurité et proche d'elle. Un jour, au déjeuner, elle racontait avec tristesse des souvenirs de la mort de sa mère et j'ai tendu la main pour la tenir confortablement. Cela a commencé mon acceptation progressive d'elle en tant qu'amante et finalement partenaire de vie et épouse. Elle avait un BA avec distinction en mathématiques et une maîtrise en psychologie de l'État de Sonoma et nous avions beaucoup en commun. Nous pourrions discuter de n'importe quel sujet, de la spiritualité aux statistiques en passant par l'art. J'ai été étonné lorsqu'elle a abordé le nombre de livres que nous avions en commun.

J'ai travaillé à l'Université d'État de Sonoma pendant trente ans en augmentant la capacité de devenir finalement le vice-président associé de la recherche institutionnelle. J'ai pris ma retraite à 60 ans, prévoyant de passer de nombreuses années heureuses avec Leslie. Après un an, elle a reçu un diagnostic de cancer. Un an plus tard, elle est décédée le 27 décembre 2014.

Encore une fois, j'étais en deuil. Cette fois, je n'avais aucun travail pour occuper mon esprit et mon temps. J'ai progressivement sombré dans une profonde dépression exacerbée par l'abus d'alcool. J'avais toujours été un buveur modéré. Je suis devenu suicidaire en me retrouvant dans des hôpitaux psychiatriques pendant 72 heures. Des antidépresseurs ont été prescrits mais rien ne semblait aider. J'étais perdu sans aide à trouver. Cela a duré deux ans et demi. Puis, un après-midi, j'ai dit à mon mari: «J'ai besoin d'aide.» À 2 heures du matin, ce soir-là, j'étais dans l'unité de crise psychiatrique en train d'être interrogé par un conseiller à l'accueil.

Il a demandé si je pensais que j'étais alcoolique et j'ai dit «non, je ne pense pas, j'arrête toujours quand j'ai des ennuis.» Il a répondu que je l'étais très certainement et m'a dit cela sur la base de mes antécédents d'hospitalisations, d'abus d'alcool et d'un taux d'alcoolémie de 0,29 à mon arrivée à l'hôpital. J'ai demandé ce que je devais faire. Il a dit: «allez voir les Alcooliques anonymes».

Je suis entré dans ma première réunion de rétablissement complètement brisé, humilié et désespéré. Je me suis identifié à contrecœur comme «Rose» et j'ai écouté attentivement. Après la réunion, je suis allé voir la secrétaire et lui ai demandé si elle serait ma marraine. Elle a répondu «oui» et a ainsi commencé mon rétablissement. J'ai fait tout ce qu'on m'avait suggéré de faire. Cette première nuit, je suis rentré chez moi et en me couchant, j'ai commencé à sombrer dans cette sombre dépression familière. Je l'ai appelée et lui ai demandé ce que je devais faire. Elle a dit de dire la prière de la troisième étape que j'ai faite en remettant ma volonté et ma vie à Dieu.

J'ai ressenti un énorme fardeau et j'ai ressenti la paix pour la première fois depuis des années. Cette paix s'est poursuivie depuis ce jour et une toute nouvelle vie d'amour et de service a émergé. J'ai tenu un journal de mes expériences, pensées et sentiments de mes neuf premiers mois d'abstinence, qui est devenu un livre The Gift of Sobriety: A Spiritual Transformation publié par Maple Leaf Publishing. Le livre a été très bien accueilli. J'ai un site Web à Rosesobriety.com qui répertorie mon blog (suivi par plus de 20 000 personnes), des critiques, des interviews radio, une bande-annonce et une vidéo. Le livre a été traduit en français, espagnol, arabe et français canadien. J'ai une offre de films en anglais et en français.

Après un an et demi de rétablissement, j'ai commencé à ressentir le besoin d'aller plus loin spirituellement. J'ai commencé à fréquenter le Center for Spiritual Living à Santa Rosa, en Californie. J'ai immédiatement mis le message en relation et j'ai commencé à suivre une série de cinq cours. Après avoir étudié pendant quinze mois, j'ai écrit un livre sur ce que j'avais appris: My Spiritual Unfolding: Science of Mind. Ce livre a été repris par NETFLIX pour une série télévisée.

Je souhaite maintenant fréquenter le Homes Institute pour recevoir un certificat en éducation spirituelle. J'apprends toute ma vie et je veux continuer à grandir dans ma compréhension intellectuelle et expérientielle des principes de la Nouvelle Pensée. Ce programme semble être la bonne prochaine étape pour moi. J'espère continuer à écrire sur ce que j'apprends et être utile au Centre pour la vie spirituelle alors que j'approfondis ma compréhension de cette philosophie.

J'espère être accepté dans le certificat d'éducation spirituelle. Je vous remercie.

Rose Bruce

Je pense que cette pandémie est peut-être le moyen pour la terre de riposter à l'humanité. Nous avons détruit notre terre avec la pollution des voitures et des raffineries de pétrole. L'océan est plein de plastiques et le réchauffement climatique a fait augmenter la température de la terre. Le corail dans l'océan est en train de mourir. Les ouragans, les tornades et les incendies sont plus fréquents et plus importants que jamais. On prévoit que les océans s'élèveront au point que les îles et les côtes disparaîtront. Les calottes polaires fondent. De nombreuses espèces menacées disparaissent également.

Répertoire des espèces menacées:

Nom commun	Nom scientifique	État de conservation ↓
Amur Leopard	Panthera pardus orientalis	Danger critique
Rhinocéros noir	Diceros bicornis	Danger critique
Orang-outan de Bornéo	Pongo pygmaeus	Danger critique
Gorille de la rivière Cross	Gorille gorille diehli	Danger critique
Gorille des plaines orientales	Gorilla beringei graueri	Danger critique
Hawksbill Turtle	Eretmochelys imbricate	Danger critique
Rhino de Java	Rhinocéros sondaicus	Danger critique
Orang-outan	Pongo abelii, Pongo Pygmaeus	Danger critique

Nom commun	Nom scientifique	État de conservation ↓
Saola	Pseudoryx nghetinhensis	Danger critique
Éléphant de Sumatra	Elephas maximus sumatranus	Danger critique
Orang-outan de Sumatra	Pongo abelii	Danger critique
Rhino de Sumatra	Dicerorhinus sumatrensis	Danger critique
Tigre de la Sonde	Panthera tigris sondaica	Danger critique
Vaquita	Phocoena sinus	Danger critique
Gorille des plaines occidentales	Gorille gorille gorille	Danger critique
Marsouin sans nageoires du Yangtsé	Neophocaena asiaeorientalis ssp. Asiaeorientalis	Danger critique
Chien sauvage d'Afrique	Lycaon pictus	En danger
Éléphant asiatique	Elephas maximus indicus	En danger
Furet à pieds noirs	Mustela nigripes	En danger
Baleine bleue	Balaenoptera musculus	En danger
Thon rouge	Thunnus Thynnus	En danger
Bonobo	Pan paniscus	En danger
Éléphant pygmée de Bornéo	Elephas maximus borneensis	En danger
Chimpanzé	Pan troglodytes	En danger
Rorqual commun	Balaenoptera physalus	En danger
Manchot des Galápagos	Spheniscus mendiculus	En danger
Dauphin du Gange	Platanista gangetica gangetica	En danger
Tortue verte	Chelonia mydas	En danger
Dauphin d'Hector	Cephalorhynchus hectori	En danger

Nom commun	Nom scientifique	État de conservation ↓
Napoléon	Cheilinus ondule	En danger
Éléphant indien	Elephas maximus indicus	En danger
Dauphin de l'Indus	Platanista mineur	En danger
Dauphin de l'Irrawaddy	Orcaella brevirostris	En danger
Gorille des montagnes	Gorille beringei beringei	En danger
Baleine noire de l'Atlantique Nord	Eubalaena glacialis	En danger
Panda rouge	Ailurus fulgens	En danger
Lions de mer	Zalophus wollebaeki	En danger
Tortue de mer	Familles de Cheloniidae et Dermochelyidae	En danger
Baleine Sei	Balaenoptera borealis	En danger
Éléphant du Sri Lanka	Elephas maximus maximus	En danger
Tigre	Panthera tigris	En danger
Baleine	Balaenoptera, Balaena, Eschrichtius et Eubalaen	En danger
Requin baleine	Rhincodon typus	En danger
Éléphant africain	Loxodonta Africana	Vulnérable
Thon obèse	Thunnus obesus	Vulnérable
Singe araignée noire	Ateles paniscus	Vulnérable
Dugong	Dugong dugon	Vulnérable
Éléphant de forêt		Vulnérable
Panda géant	Ailuropoda melanoleuca	Vulnérable
Tortue géante		Vulnérable

Le virus attaque toutes les personnes dans le monde, indépendamment des frontières. C'est un problème mondial auquel nous n'avons pas été confrontés depuis la Seconde Guerre mondiale. Cela amène l'humanité à se considérer comme un groupe combattant cet « ennemi » ensemble. Le temps de l'avidité et du nationalisme passe. On n'estime que le taux de mortalité lié à Covid-19 est de 4%. Si la population mondiale diminuait de 4%, ce serait une bonne chose pour la Terre Mère. Nous sommes égoïstes et avides depuis trop longtemps. Il est temps pour la terre de se rééquilibrer et pour l'humanité d'apprendre à prendre soin de tous les êtres humains, pas seulement du 1% qui possède 99% de la richesse mondiale. Il est temps de choisir l'amour plutôt que la peur.

Partout dans le monde, on ordonne aux gens de «s'abriter sur place» ou de rester chez eux. Aux États-Unis et dans d'autres pays, les gens peuvent être condamnés à une amende ou arrêtés s'ils n'ont pas de raison valable d'être à l'extérieur. Le président Trump envisage de mettre en quarantaine à New York et au New Jersey pour contenir le virus. New York a le plus de cas de tous les États.

Le billet de deux mille milliards de dollars adopté par le Congrès et le président hier va sauver les gens, les petites et les grandes entreprises. Chaque adulte qui paie des impôts et gagne moins de 75 000 $ recevra un chèque de 1 200 $. La semaine dernière, 3,5 millions d'Américains ont déposé une demande de chômage. Il est désormais illégal d'expulser des personnes pour ne pas payer leur loyer.

Je reste sain d'esprit en assistant à deux réunions de rétablissement en ligne aujourd'hui chez Zoom. C'est tellement rassurant de voir les visages d'amis et surtout de les voir chez eux.

Dimanche 29 mars 2020

«BON CONSEIL - Aujourd'hui, j'abandonne l'idée que je peux être in-duit en erreur. Avec cette liberté, je vais à l'intérieur pour me guider et écouter la grande sagesse de l'Esprit en moi.»

Je me suis réveillé dans la nuit et j'ai décidé de commander un tapis roulant. Le virus se propage, «un abri sur place» peut durer un mois ou deux. Nous n'avons même pas le droit de nous promener dans le quartier. Il n'y a aucun moyen que je puisse passer aussi longtemps sans m'entraîner. J'ai travaillé presque tous les jours de ma vie. Il sera difficile d'attendre jeudi prochain, le 2 avril 2020, date à laquelle il doit arriver. Cela me donne de l'espoir.

Le Pape et le chef de l'Organisation mondiale de la santé deman-dent à tous les pays de respecter un cessez-le-feu de tous les con-flits. C'est un temps pour la paix, le temps de travailler pour le bien commun de la survie de la race humaine. Les économies s'effon-drent temporairement, mais les gens ont peur de la façon dont ils vont subvenir aux besoins de leur famille pendant cette période. On estime que le taux de chômage atteindra 20% au plus fort de cette crise. On prévoit que l'économie rebondira dans quelques mois, lorsque les gens pourront retourner au travail. Cela semble être un long moment à partir de maintenant.

Je me sens faible et endolori alors je reste au lit toute la journée aujourd'hui, ce qui est très inhabituel pour moi. Éric est dans le Nord pour s'occuper de sa maman ce week-end et je n'ai aucune re-sponsabilité à assumer. Normalement, j'allais au Center for Spiritual Living et j'emmenais Lee et Julie avec moi. Julie a le virus Covid-19. J'ai parlé avec elle plusieurs fois hier. Son copain s'occupe d'elle mais il ne peut pas faire grand-chose. Les hôpitaux n'acceptent plus de patients maintenant, alors les gens doivent simplement s'en débarrasser du mieux qu'ils peuvent. Vous pouvez appeler votre médecin et essayer d'obtenir des antibiotiques si nécessaire. Elle a appelé son médecin et il ne l'a pas rappelée depuis trois jours. Les médecins et les infirmières sont épuisés et malades. Combien de temps cela peut-il durer? Malheureusement depuis des mois.

Le nombre de cas aux États-Unis a atteint 132637 ce matin avec 2351 décès. Le Dr Fauci, responsable de l'effort au niveau national, a prédit que pas moins de 200000 personnes mourront aux États-Unis Je vais commencer un tableau Excel des cas et des décès chaque jour pour le monde et les États-Unis Je peux ensuite créer un tableau pour représenter la courbe abrupte qui se produit. Le but de l'isolement social est «d'aplatir la courbe» ou d'étaler le nombre de cas dans le temps afin de ne pas submerger les hôpitaux. Il est déjà trop tard pour cela dans la plupart des régions des États-Unis.

Tout le monde fait des sacrifices en restant à l'intérieur et en essayant d'aider ses voisins et amis. C'est un changement de conscience loin de soi et vers le service. Bien sûr, certaines personnes sont coincées dans la peur. Mais je pense que la plupart des gens font de leur mieux pour rester dans la paix et le service plutôt que dans la peur. C'est une chose merveilleuse.

Le pays considère maintenant cette épidémie comme étant en trois phases. La phase 1 est la propagation des infections, dans laquelle nous nous trouvons actuellement. La phase 2 est lorsque le nombre de cas diminue pendant une période de deux semaines, puis la distance sociale peut se relâcher, les gens peuvent retourner au travail et à l'école. La phase 3 consiste à lever les restrictions. Le programme d'aide économique à la nation a triplé la dette nationale. Bien que je n'ai pas vécu la Seconde Guerre mondiale, j'en ai entendu parler par mes parents et dans les films. Nous vivons une période similaire.

Que Dieu nous bénisse tous.

Je me sens incroyablement reconnaissant pour tous les bienfaits de ma vie: notre maison, nos jardins paysagers, un bain à remous, de la nourriture, du chauffage, de la santé, des amis, une douche chaude, un shampoing, un revitalisant, un parfum, un pull chaud … Je me rends soudain compte à quel point j'ai pris tout cela pour acquis et rien ne garantit que cela continuera à être si bon. Ce sera probablement le cas, bien sûr. Mais pour le moment, tout cela semble si fragile.

Je me suis reposé aujourd'hui et la douleur a cessé. Je me sens à nouveau en bonne santé, Dieu merci. Tant de gens sont malades et mourants. Je ne veux plus regarder d'informations à la télévision sur le coronavirus. Je pense que demain je commencerai à étudier la science de l'esprit par Ernest Holmes. C'est une lecture difficile et quelque chose dans lequel je peux me mettre les dents. Je refuse de couler à cause de ce virus. J'ai relevé de nombreux défis dans ma vie et ce n'est qu'un de plus. Je dois rester concentré, discipliné et intelligent.

Je n'ai pas été dans cette maison tant d'heures de suite depuis la mort de Leslie, ma femme de vingt ans. Je me suis tenu éloigné de la maison autant que possible pour éviter la douleur. Éric est parti maintenant et cela fait partie du problème. Je me sentirai mieux quand il reviendra demain. J'ai juste besoin de garder la tête.

Les amis sur les appels Zoom qui vivent seuls décrivent à quel point il est difficile d'être seul si longtemps. Je comprends maintenant de quoi ils parlent. En ce moment, je regarde une série à la télévision qui est gratuite pendant cette période. Il s'appelle The Affair et comporte de nombreux épisodes. Je me perds là-dedans pendant un moment, mais demain je serai plus discipliné. C'est bizarre d'avoir autant d'heures à remplir et nulle part où aller pour les remplir. Dieu merci, j'ai ce livre à écrire!

Lundi 30 mars 2020

«CORPS - Aujourd'hui, j'abandonne l'idée que mon corps devrait être différent de ce qu'il est. Je me consacre aujourd'hui à apprécier mon corps et à remarquer le nombre infini de façons dont c'est un miracle.»

Je suis au régime de nouvelles. Je m'étais fixé sur cette pandémie et ce n'est pas sain mentalement. Laissons nos élus s'en occuper. Je dois gérer ma santé mentale.

Je suis sorti dans la cour et c'étais magnifique! Je vis sur un tiers d'acre dans le comté de Sonoma, en Californie: le pays de Dieu. Il y a des collines verdoyantes à l'extérieur des grandes fenêtres du salon et de la salle à manger. Je n'ai pas de stores sauf pour me protéger de la chaleur en été. Surtout j'ai les points de vue à regarder. À l'ouest, je peux voir les couchers de soleil sur l'océan Pacifique. J'ai autour de ma cour un lys calla géant blanc qui mesure de trois à cinq pieds de haut. Ils fleurissent au printemps et à l'automne. Il y a une vigne à fleurs blanches que j'ai plantée il y a sept ans qui a maintenant grimpé les deux étages vers le pont arrière et sur la canopée. Il fournit de l'ombre l'après-midi pour la table à manger. C'est tellement beau et je peux le voir depuis la table de la salle à manger où j'étudie. Les roses commencent à pousser de nouvelles feuilles pour fournir une réserve de roses fraîches pour la table de la salle à manger. J'ai une vingtaine de rosiers le long du trottoir avant. Les roses rouges à longues tiges du porche sont déjà en fleurs. Les pommiers et cerisiers Gravenstein et Fuji fleurissent. J'ai aussi deux étangs avec des nénuphars et des plantes de nénuphar. Récemment, nous avons acheté des fougères pour faire le tour des étangs et au printemps dernier, des pousses de bambou ont atteint une hauteur de trente pieds autour des étangs. Nous avons une terrasse sur la terrasse à l'étage et la terrasse en bas avec des tables et des chaises afin que nous soyons prêts à recevoir à tout moment. J'adore aussi jouer mon piano Chickering Baby Grand restauré de 1939. Lorsque cette pandémie passera, nous organiserons un grand barbecue et inviterons tous nos amis.

Voici quelques photos de notre maison. Voici la vue depuis la fenêtre du salon avant. Remarquez les belles roses sur le trottoir.

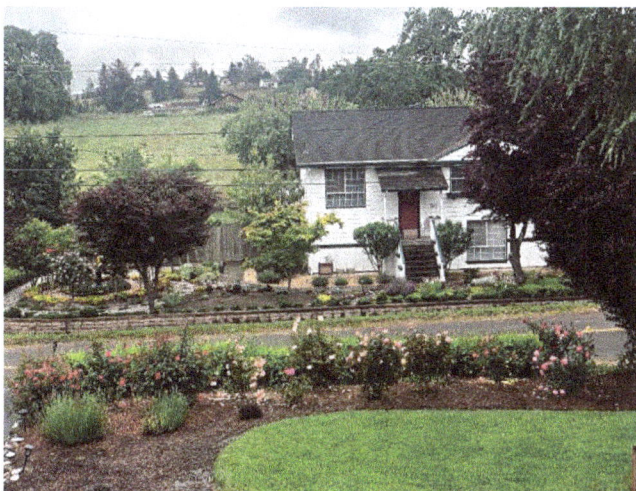

Les escaliers de la porte d'entrée et les plantes.

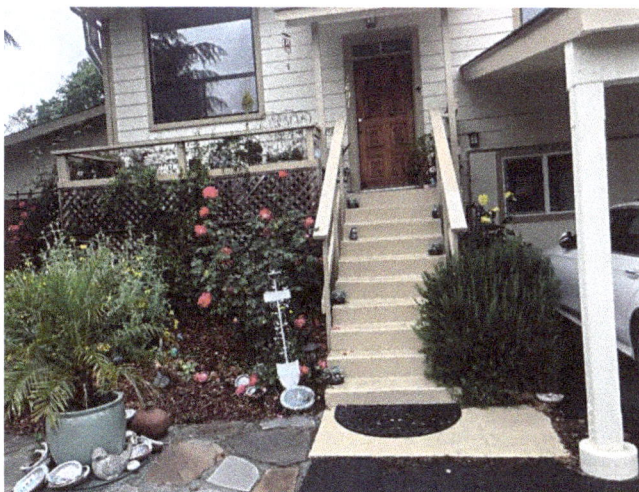

Un pêcher dans l'arrière-cour avec des lis calla qui poussent dedans.

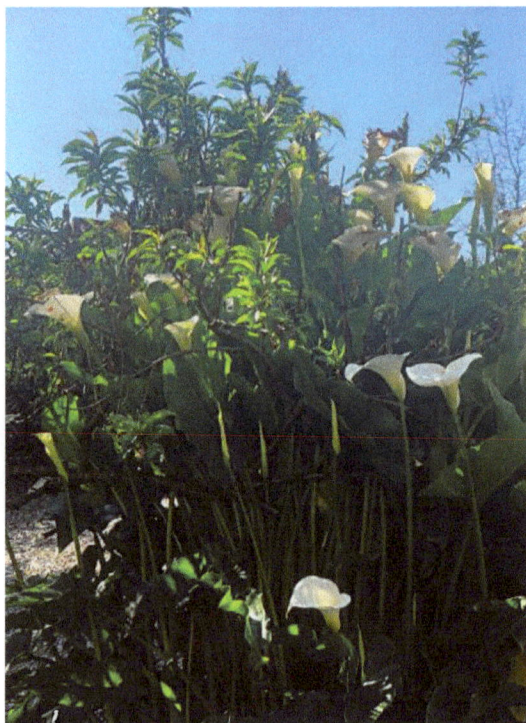

Pommier Gravenstein avec lis calla.

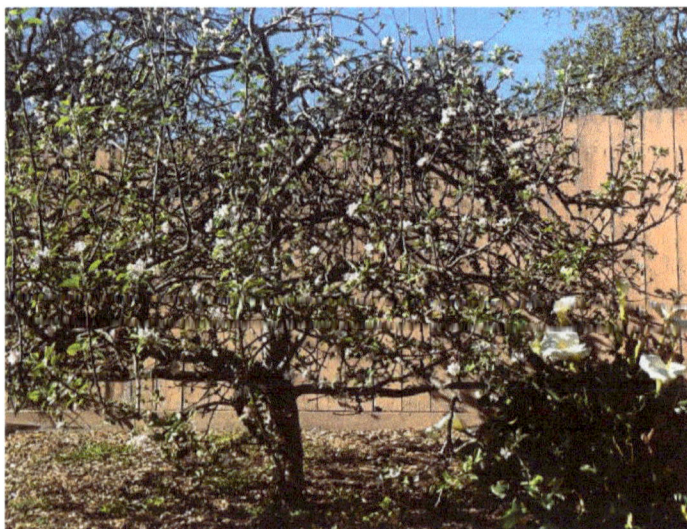

Étangs de méditation dans la cour et la salle à manger.

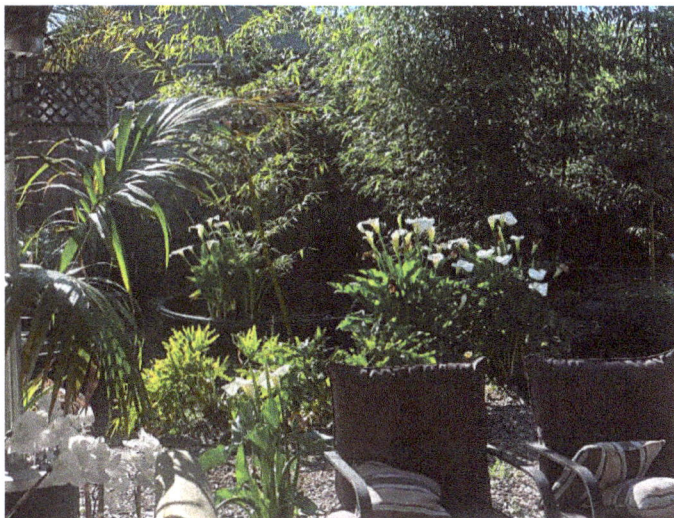

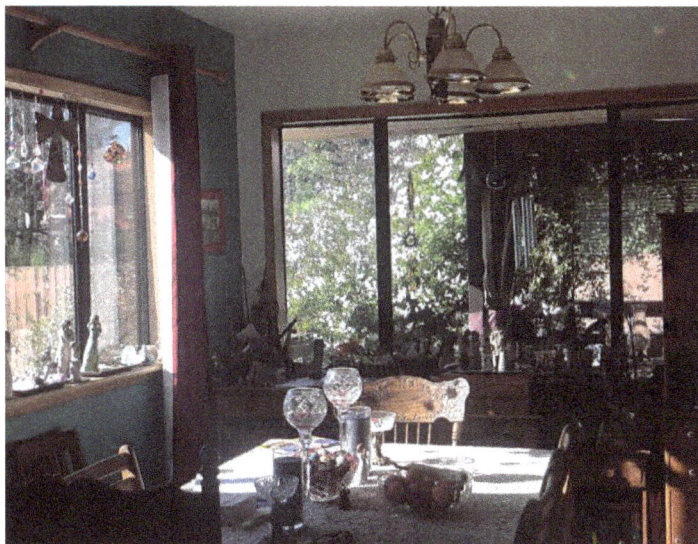

Piano à queue Chickering Baby de 1935 restauré.

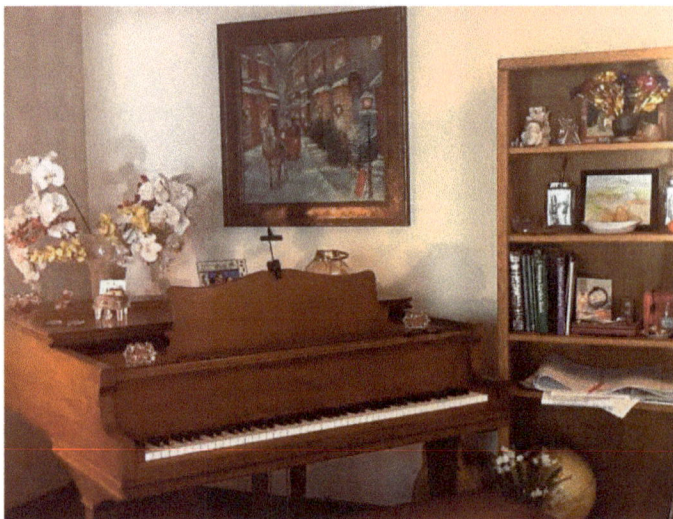

Clapier Amish et étagère à épices dans la cuisine.

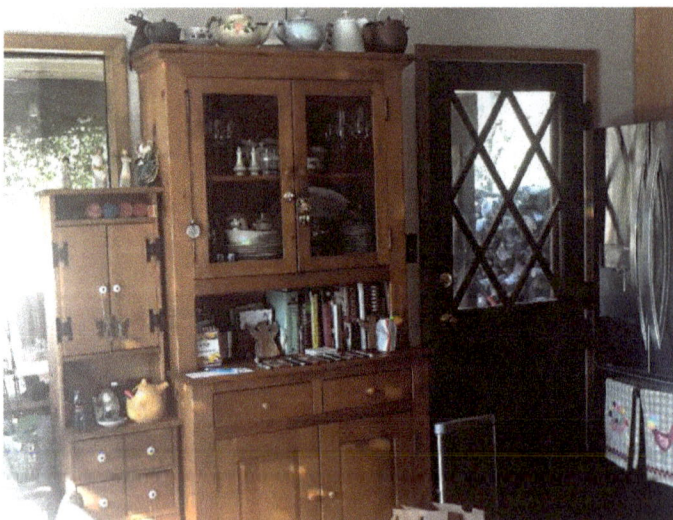

J'ai sorti du poulet congelé du frigo pour le réparer ce soir. Éric reviendra avec les courses aujourd'hui donc j'aurai des légumes frais à préparer avec les pâtes farcies au fromage. Je pense que je vais verser de la sauce Alfredo sur le poulet et les pâtes pour un délice gustatif spécial.

Je vais maintenant continuer à lire des livres spirituellement édifiants: Love Without End: Jesus Speaks de Glenda Green, Practicing the Présence de Joel Goldsmith, Can We Talk God d'Ernest Holmes, Sermon and the Mount d'Emmet Fox et Scientific Christian: Mental Pratique par Emma Curtis Hopkins. De ces grandes ressources. J'ai appris que «Ta grâce est ma suffisance» est une phrase méditative positive vers laquelle me tourner lorsque je me sens en manque de peur. Je retourne à la méditation et aux livres sacrés pour l'inspiration et la force.

Cet après-midi à 14h00 J'aurai une rencontre en face à face avec ma filleule Sandy. Elle va si bien. Elle vient de terminer les douze étapes et est prête à commencer à être elle-même sponsor. Puis à 18h30, je me connecterai à une réunion de récupération Zoom à laquelle mon parrain sera présent. Le sens de la communauté est encore plus fort pendant ces périodes. J'ai la chance d'être en phase de rétablissement et de disposer des outils et des pratiques pour faire face à cette pandémie.

Mardi 31 mars 2020

«RICHESSE - Aujourd'hui, j'abandonne l'idée que ma richesse vient de n'importe où autre que la Présence Radieuse de Dieu à l'intérieur. Je reste ouvert et réceptif à ma source d'approvisionnement. L'esprit intérieur est ma richesse.»

Alors que le virus continue de se propager et de faire des ravages, des choses positives se produisent. Yo-Yo Ma, un célèbre violoncelliste, a lancé un site Web en ligne appelé Songs of Comfort où il a joué une chanson pour le monde. Puis Paul Simon a ajouté sa chanson sur l'Amérique. Et des gens du monde entier enregistrent leurs chansons de vérité et de sens sur le site. Elton John a organisé un concert en ligne qui a permis de collecter un million de dollars pour lutter contre la pandémie. Les PDG et les directeurs des grands magasins perdent leur salaire pendant que les employés sont en congé. Un joueur de la NFL a fait don de la moitié de son salaire au soulagement de la pandémie. Les professionnels de la santé sont si courageux de s'occuper des personnes malades sans fournitures appropriées, équipement de protection individuelle (EPI) et hôpitaux surpeuplés. Les citoyens commencent à les applaudir aux changements de quart, leur faisant savoir à quel point ils sont appréciés. Les voisins prévoient des heures pour sortir sur leur balcon pour jouer une chanson qu'ils connaissent et partagent tous. Les voisins se vérifient les uns les autres, en particulier les personnes âgées, pour voir s'ils ont besoin de quelque chose. Les enseignants contactent les élèves par e-mail et organisent des cours via Zoom pendant que les parents aident leurs enfants à continuer d'apprendre à la maison. Les gens se portent volontaires pour distribuer des boîtes de nourriture aux banques alimentaires tandis que d'autres font la queue pendant des heures pour recevoir le don.

À la maison, Éric et moi «nichons». Nous avons nettoyé une armoire dans la cuisine qui contenait de vieux médicaments et des vitamines et avons déplacé la vaisselle. Cela a conduit à un redressement de trois autres armoires. Il a fertilisé tous les rosiers avec des fleurs roses avant que la pluie ne tombe à nouveau demain.

Il est en train de redresser le garage où il veut se rendre depuis des années. Je cuisine et je cuisine comme je ne l'ai pas fait depuis des années. Je n'ai pas trouvé la recette de ma mère pour le dessert à l'avoine et à la cerise, alors appelez ma sœur Diane pour l'obtenir. C'était tellement amusant de parler avec elle. Son mari est décédé subitement il y a un an et demi et nous parlons maintenant tous les dimanches soirs. Aujourd'hui, nous avons juste aimé partager la recette et parler de la façon dont nous y faisons face.

Dessert à l'avoine et aux cerises

Garniture: 1½ tasse de farine, 1½ tasse d'avoine, 1 tasse de cassonade, ½ t de soda, ½ t de sel, 1 tasse de beurre fondu, 1 tasse de noix hachées. Combiner et verser les ¾ du mélange dans un moule de 8 "X8" X2 ".

Ajouter 2 boîtes de cerises à tarte mélangées à 1 t d'extrait d'amande.

Garnir du reste de la garniture.

Cuire au four à 350 pendant 45 minutes.

Éric reçoit des SMS d'amis du lycée qu'il n'a pas vus depuis la 30e réunion du lycée en octobre dernier. Jusqu'à présent, trois sont morts de Covid-19. Il est allé à l'école à Sonoma, en Californie, à seulement quarante-cinq minutes d'ici, donc il est proche. Mais nous nous occupons tous de nos vies et nous nous séparons. Cette pandémie nous rappelle à quel point nous avons besoin les uns des autres.

Alors que le monde fait face à une crise sans précédent, on nous rappelle quelles sont nos valeurs et ce qui est important dans nos vies: être cher, assez pour manger, prendre soin des autres, rester positif, garder la foi que cela passera et que nous nous rétablirons, la plupart d'entre nous de toute façon. Le bilan humain et économique est énorme, mais nous continuons à avancer dans la foi et la confiance.

Mercredi 1 avril 2020

«INSPIRÉ - Aujourd'hui, j'abandonne l'idée que j'ai besoin d'être inspiré pour exprimer ma grandeur. Je regarde à l'intérieur et je trouve que l'Esprit infini de Dieu en moi n'a jamais cessé de me fournir de l'inspiration, des idées et de la nouveauté. Je me considère comme très béni.»

Pour moi, cette fois ressemble à une retraite. Je me suis retiré de toutes les activités extérieures et je me concentre sur mes pensées intérieures. J'organise également la maison comme cela ne s'est pas fait depuis des années. C'est merveilleux. C'est une chance pour Éric et moi d'en faire notre maison ensemble. Il vit ici depuis environ cinq ans, mais il est devenu mon mari il y a seulement trois ans. Pendant les deux premières années, c'était temporaire et il a ramené ses affaires au coup par coup. Aujourd'hui, j'ai sorti six grands sacs poubelle contenant des vêtements d'un placard à l'étage, les vêtements de Leslie, mes vieux vêtements professionnels et les vêtements de la mère de Leslie. Cela donnera plus de place à Éric pour suspendre ses t-shirts comme il préfère le faire. Je pense que c'est la dernière chose à faire à l'intérieur. Nous avons mis des ampoules qui étaient arrivées par la poste dans des récipients en verre dans la fenêtre avant du salon où le soleil brille. Nous les regardons tirer chaque jour. Les bulbes sont pour les fleurs de globe géant qui auront quatre pieds de haut avec des bulbes bleu vif sur le dessus.

Cela fait vraiment du bien d'arrêter la vie pendant un moment et de rentrer. J'avais développé un style de vie très chargé. Chaque jour avait une activité extérieure. Je commençais généralement ma journée par la prière et la méditation. Ensuite, je suis allé à Santa Rosa, à une demi-heure de route, et j'ai fait une heure et demie de marche autour de Spring Lake. C'est une façon paisible de commencer ma journée. Puis déjeuner chez Marvins, un restaurant mexicain local célèbre pour ses grandes portions et ses merveilleuses omelettes, où je connais les serveuses et les habitués. Cela ressemble à une grande famille. Les activités de l'après-midi et du soir incluent voir mes filleuls, aller aux réunions de rétablissement, faire l'entretien régulier de la maison, répondre aux courriels, écrire dans mon dernier livre, assister à un cours au Center for Spiritual

Living, faire ses devoirs, regarder le PBS Newshour et aller à l'église.

Le jeudi après-midi, nous remontons la route venteuse 1 le long de la côte Pacifique jusqu'à Fort Bragg pour le dîner. C'est trois heures aller-retour dans chaque sens et nous adorons passer ce temps ensemble loin des téléphones portables et des engagements. Éric et moi allons en thérapie de couple une fois par semaine. Nous avons constaté que, tous les deux étant abstinents et sa mère atteinte de la maladie d'Alzheimer, nous devons apprendre à gérer de nouveaux sentiments. Éric est particulièrement troublé par la maladie de sa maman. Il passe au moins deux jours par semaine là-bas, en plus de l'arranger et de l'emmener à tous les rendez-vous chez le médecin ici à Santa Rosa. J'avais l'habitude d'aller avec lui mais maintenant je me sens mieux en restant à la maison en me concentrant sur ma vie. Ensuite, j'ai les réserves pour prendre soin de lui émotionnellement quand il revient épuisé et fatigué. Je m'engage à deux réunions de rétablissement par semaine. Et je donne des promenades à Lee et Julie au Centre pour la vie spirituelle le dimanche. Je poste quelque chose de positif et de réfléchi chaque semaine sur mon site Web à Rosesobriety.com. J'ai 20 000 lecteurs qui suivent mon blog et je me sens responsable d'eux. C'est une semaine très complète. Récemment, j'ai pensé à reculer un peu. Mais en général, j'aime ce rythme de vie impliqué.

J'aime une maison tranquille pendant que je travaille. Je n'aime pas la télé allumée pendant la journée. Il est temps pour moi de réfléchir et de réfléchir. Je suis introverti et préfère ma propre entreprise la plupart du temps. La nuit, nous regardons généralement un film ou une série télévisée comme The Affair ou The Crown. Je déteste les sitcoms. Ils sont une insulte à mon intelligence.

Maintenant, mes jours sont totalement différents. Je dors, comme toujours, prie et médite. Mais nous ne sommes pas autorisés à sortir, donc je dois aller dans les cours arrière et avant pour mon lien avec la nature. Heureusement, les deux sont aménagés, donc je suis entouré de beauté. J'ai commencé à boire une tasse de café le matin que j'avais arrêté pendant des années. C'est si bon. Mais je dois faire attention à la consommation de stimulants car j'ai naturellement une énergie abondante.

J'écris souvent dans ce livre ou j'étudie un livre spirituel que je lis. Je nettoie, cuisine et cuisine davantage. Je me sens très centré. Je n'ai peur que si je vais à l'épicerie ou à la pharmacie et que je me rappelle la pandémie. Les étagères sont vides. Les gens sont séparés de trois pieds. Il y a très peu d'acheteurs. Mon tapis roulant arrive demain et j'ai hâte de le monter. Je vais probablement revenir à la routine d'entraînement que j'avais pendant que je travaillais et qui faisait le modèle de colline de tapis roulant chaque jour pendant trente minutes intenses. C'est un bon entraînement. Je marche autour des collines de Spring Lake pour garder mes jambes en forme et mon cardio.

Surtout, je me sens béni. J'ai la chance d'être en bonne santé, d'avoir une maison, d'être en sécurité financière, d'avoir ce livre et les deux autres à traiter, des livres spirituels à lire, des réunions de rétablissement pour assister à Zoom. Je postule pour le programme de certificat en éducation spirituelle à l'Institut Holmes qui devrait être très stimulant. J'ai l'intention de commencer cet automne 2020. Notre maison est si belle à l'intérieur qu'à l'extérieur que j'ai l'impression de vivre dans une vie de meilleures maisons et jardins. Il a fallu vingt ans pour y parvenir. Je suis conscient et reconnaissant de cette abondance chaque jour. C'est une vie riche et paisible.
Je vois d'autres femmes en convalescence aux réunions Zoom et elles doivent vivre dans leur voiture parce qu'elles sont sans abri. Ou ils ont des enfants à la maison, ce qui est très exigeant. Dieu merci, ce n'est pas mon sort. J'aime la paix et la tranquillité.

J'ai hâte que tout soit fini pour que nous puissions organiser un grand barbecue pour nos amis. Notre maison est bien adaptée pour les réceptions en plein air et nous nous manquons tous. Ça va arriver.

Il est temps de revenir sur l'actualité. Le nombre de cas et de décès de Covid-19 dans le monde et aux États-Unis a soudainement bondi. Est-ce parce que nous avons commencé les tests? J'ai suivi les chiffres depuis le 24 mars 2020, jusqu'à aujourd'hui ou au cours des deux dernières semaines. Les graphiques des cas et des décès sont ci-dessous. Il y a eu un bond spectaculaire dans les deux cas et les décès hier. Je continuerai de tracer ces changements.

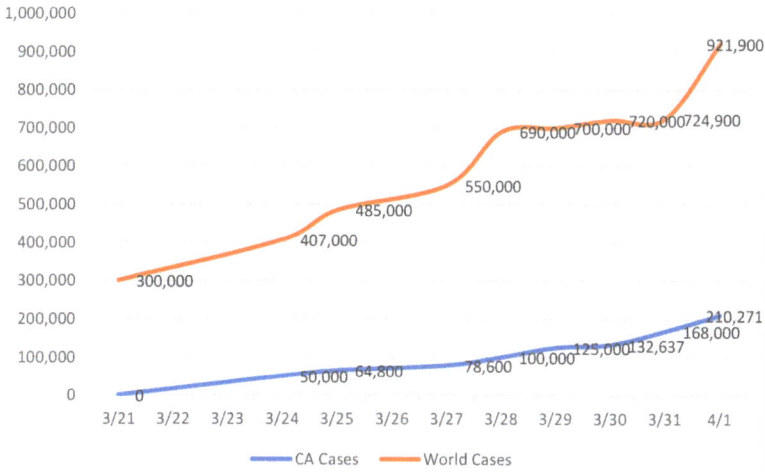

Covid-19 Cases
April 1, 2020

World Cases: 300,000 · 407,000 · 485,000 · 550,000 · 690,000 · 700,000 · 720,000 · 724,900 · 921,900
CA Cases: 0 · 50,000 · 64,800 · 78,600 · 100,000 · 125,000 · 132,637 · 168,000 · 210,271

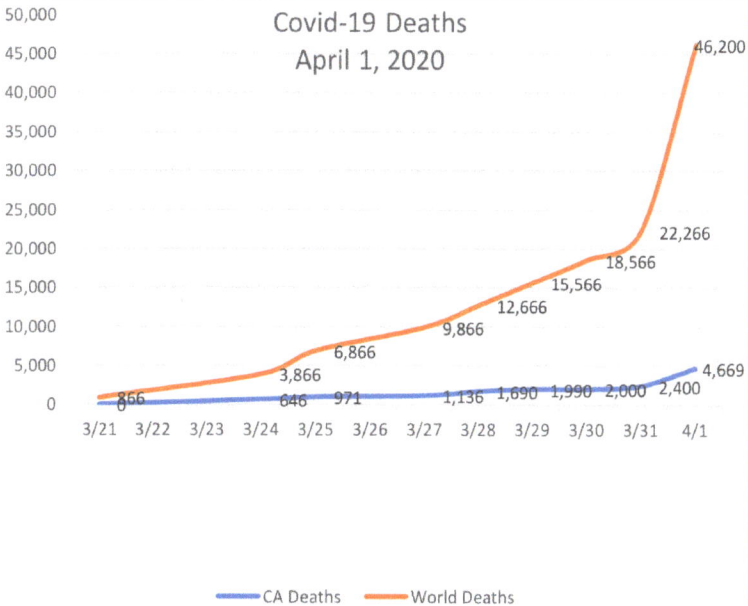

Covid-19 Deaths
April 1, 2020

World Deaths: 866 · 3,866 · 6,866 · 9,866 · 12,666 · 15,566 · 18,566 · 22,266 · 46,200
CA Deaths: 0 · 646 · 971 · 1,136 · 1,690 · 1,990 · 2,000 · 2,400 · 4,669

Les hôpitaux n'ont pas assez de masques pour les professionnels de la santé. On demande aux gens de coudre leurs propres masques. Tous les masques N-95 sont nécessaires aux travailleurs de première ligne. On nous dit de les donner aux hôpitaux plutôt que de les utiliser pour des soins personnels. Les hôpitaux demandent aux ouvriers du bâtiment et aux carrossiers de faire don de leurs masques faciaux à l'hôpital.

Les éliminatoires de tennis de Wimbleton à Londres ont été annulées pour la première fois de leur histoire. Le recensement américain a été reporté car les travailleurs ne peuvent pas faire de porte à porte pour collecter des données.

Les gens trouvent des moyens créatifs de se connecter socialement en ligne. Un DJ faisait tourner de la musique pour des soirées dansantes virtuelles et avait 100 000 adeptes. La mère d'une fillette de douze ans a demandé aux parents d'un ami de passer en voiture pendant son anniversaire en klaxonnant et en criant «joyeux anniversaire». David Hockney, un artiste britannique en lock-out en France, réalise une série d'œuvres d'art sur Spring sur son ordinateur portable et les publie. Ils sont très populaires et édifiants.

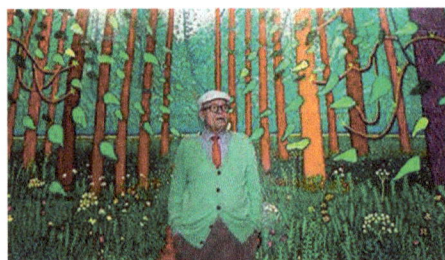

https://www.thetimes.co.uk/article/david-hockney-review-to-look-at-the-artists-new-spring-ipad-pictures-is-to-feel-the-spirit-lift-hqvgr503g

Vendredi 3 avril 2020

«VIVANT - Aujourd'hui, j'abandonne ces idées qui interfèrent avec ma capacité à apprécier et à exprimer l'amour. Je vis de l'énergie divine et à chaque respiration que je prends, je vois plus clairement que je vis en Dieu.»

Les entreprises ont fermé, y compris les restaurants, les petites entreprises, les bars, les clubs d'entraînement, les restaurants avec service au volant, et cetera. En descendant la rue, je vois des vitrines sombres et fermées. Quand Éric traversait Middletown en voiture pour voir sa mère samedi, des commerces étaient à vendre. C'est une petite ville et ils ne peuvent pas survivre à la fermeture d'un mois ou deux.

Les employés sont licenciés en grand nombre. Aux États-Unis, la semaine dernière, 6,6 millions de personnes ont demandé une assurance-chômage. Cela a doublé la semaine dernière. Dix millions de personnes aux États-Unis sont sans travail.

La Convention démocratique pour la sélection du candidat à l'élection présidentielle nationale de novembre a été reportée d'un mois. Des ventilateurs sont nécessaires dans le monde entier. Ils se vendent entre 35 000 $ et 50 000 $ chacun. Le président Trump est invité à utiliser son autorité en temps de guerre pour fédéraliser les entreprises afin de fabriquer des ventilateurs. Les dons de sang sont faibles et désespérément nécessaires. Lab Corps et Quest sont en retard avec les tests Covid-19, ce qui oblige certaines personnes à attendre douze jours pour obtenir des résultats. Les enfants ne retournent pas à l'école cette année. Le capitaine de l'USS Theodore Roosevelt a envoyé une lettre il y a quelques jours plaidant pour que 90% de son équipage soit enlevé du navire parce que des cas de Covid-19 commençaient à apparaître sur le navire et qu'il n'y avait aucun moyen qu'il puisse garder ses distances sociales. Le bateau. Cela a alarmé les familles qui en ont entendu parler aux informations. Aujourd'hui, le capitaine Brett Crozier a été congédié pour «réaction excessive» et «ne pas être professionnel» ou «sortir de la chaîne de commandement».

Vendredi dernier, le Congrès a adopté un projet de loi et le président Trump l'a signé, donnant 2,2 billions d'aide aux Américains Federal Stimulus 2020. En Californie, le gouverneur Newsom fait des choses merveilleuses pour aider les citoyens en situation de chômage et de fermetures d'entreprises.

https://www.gov.ca.gov/california-takes-action-to-combat-Covid-19/

L'État fournit 50 millions de dollars en garanties de prêt pour les petites entreprises qui pourraient ne pas être éligibles à une aide fédérale. La Californie autorise également les petites entreprises à reporter le paiement des taxes de vente et d'utilisation jusqu'à 50 000 $ pendant 12 mois. Il y a maintenant 17,8 millions de dollars dans les initiatives de l'État pour aider les travailleurs touchés par Covid-19.

Les gens deviennent agités et effrayés. Ils veulent s'échapper. Il n'est pas surprenant que la vente d'alcool aux États-Unis ait augmenté de 55% la semaine dernière. Je comprends. J'ai consommé de l'alcool pendant trente-cinq ans, de trente à soixante-cinq ans. C'était mon «rendez-vous» pour célébrer, se détendre, socialiser, se détendre, ou généralement ne pas faire face à ce que j'avais à faire pendant un moment. J'avais deux à trois verres de vin tous les soirs. Ma consommation d'alcool s'est aggravée vers la fin de ma carrière lorsque je ressentais une pression et un mécontentement accrus. Puis ma partenaire de vie et épouse de vingt ans, Leslie, est décédée d'un cancer et j'ai été dévastée. J'étais également à la retraite. La vie n'avait aucun sens pour moi et j'ai abusé de l'alcool pour «faire face». Cela n'a pas fonctionné. J'ai empiré, j'ai fini par des tentatives de suicide et des hospitalisations, et finalement une référence aux Alcooliques anonymes. Je ne pensais toujours pas que j'étais alcoolique. Je ne pourrais pas imaginer traverser la vie sans elle.

Il y a une brève enquête, vingt questions, que j'ai menée au début du rétablissement. Ce sont les vingt questions de Johns Hopkins: êtes-vous alcoolique? Il a été développé dans les années 1930 par le Dr Robert Seliger, qui à l'époque était membre du corps professoral du département de psychiatrie de l'hôpital Johns Hopkins. Il était destiné à être utilisé comme un auto-questionnaire pour déterminer l'ampleur de la consommation d'alcool.

VINGT QUESTIONS

1. Avez-vous perdu du temps de travail à cause de votre consommation d'alcool?

2. Est-ce que boire rend votre vie à la maison malheureuse?

3. Buvez-vous parce que vous êtes timide avec les autres?

4. La consommation d'alcool affecte-t-elle votre réputation?

5. Avez-vous déjà ressenti des remords après avoir bu?

6. Avez-vous eu des difficultés financières à cause de l'alcool?

7. Vous tournez-vous vers des compagnons ou un environnement inférieurs lorsque vous buvez?

8. Est-ce que votre consommation d'alcool vous rend insouciant du bien-être de votre famille?

9. Votre ambition a-t-elle diminué depuis que vous buvez?

10. Avez-vous envie de boire un verre à une heure précise de la journée?

11. Voulez-vous boire un verre le lendemain matin?

12. Est-ce que boire vous cause des difficultés à dormir?

13. Votre efficacité a-t-elle diminué depuis que vous buvez?

14. La consommation d'alcool met-elle en péril votre travail ou votre entreprise?

15. Buvez-vous pour échapper aux soucis ou aux ennuis?

16. Buvez-vous seul?

17. Avez-vous déjà eu une perte totale de mémoire en raison de la consommation d'alcool?

18. Votre médecin vous a- t-il déjà traité pour boire?

19. Buvez-vous pour développer votre confiance en vous?

20. Avez-vous déjà été dans un hôpital ou une institution à cause de l'alcool?

Si vous répondez OUI à l'une des questions, il y a un avertissement précis que vous pouvez être un alcoolique.

Si vous répondez OUI à deux, il y a de fortes chances que vous soyez alcoolique,

Si vous répondez OUI à trois ou plus, vous êtes définitivement un alcoolique.

Quand je l'ai pris, j'ai répondu OUI à 17 questions sur 20. Pourtant, je ne voulais pas m'avouer que j'étais alcoolique. Je m'en doutais au fond de mon esprit. Mais je ne pouvais pas faire face à cette réalité jusqu'à ce qu'elle me soit poussée au visage. Tel est le déni et la dépendance dans l'alcoolisme et la toxicomanie. Il ne peut être compris que par un autre alcoolique. C'est pourquoi il est si utile de se rétablir et de parler à d'autres personnes qui comprennent la maladie. C'est une maladie. Il existe des prédispositions génétiques et il est progressif menant à la folie ou à la mort s'il n'est pas traité. Le corps de l'alcoolique ne traite pas l'alcool comme le fait une personne «normale». Chez l'alcoolique, il y a une allergie à l'alcool qui crée une envie insatiable dans le corps. C'est très dangereux et peu compris du grand public.

Quand je me suis rétabli, environ sept mois plus tard, j'ai réalisé que la personne que j'avais le plus blessée en buvant était moi. J'avais arrêté de grandir dans ma capacité à faire face et j'avais entravé ma créativité. Quand je suis devenu sobre, tout a changé. J'ai tenu un journal de mon rétablissement pendant les neuf premiers mois. Il s'est transformé en un livre The Gift of Sobriety: A Spiritual Transformation disponible sur Amazon, Barnes and Noble, par l'éditeur Maple Leaf Publishing ou sur mon site Web Rosesobriety.com. Il a été traduit en français, espagnol et arabe. Il a reçu des critiques favorables et atteint un public enthousiaste. Il y a une semaine, les livres de Westwood m'ont contacté pour être à la télévision en train de faire une interview sur mon livre The Gift of Sobriety: A Spiritual Transformation and recovery. Je suis heureux de le faire. Surtout en ce moment, il y a un grand besoin.

Je me retire dans mon jardin pour m'échapper. Le tapis roulant est arrivé hier et Éric l'a installé sur la terrasse du rez-de-chaussée sous l'auvent. Il donne sur les étangs, les arbres fruitiers en fleurs, les lis calla, les fougères et le bambou géant. J'entends l'eau couler dans les étangs pendant que je m'entraîne. J'ai tellement mieux dormi la nuit dernière après avoir travaillé ma demi-heure habituelle à trois milles à l'heure. Je pouvais le sentir dans mes fesses, mes cuisses et le haut de mes bras ce matin. Je viens de finir de m'entraîner pour aujourd'hui. Cela me donne de l'énergie et m'aide à me sentir calme.

J'ai remarqué lors de mon départ à Target que tous les autres achetaient de l'alcool fort dans leur panier, généralement de l'alcool fort. Je comprends leur intention, mais cela ne contribuera pas à améliorer la situation. Ça ne fait qu'empirer les choses.

En Californie, les ventes moyennes de commandes de cannabis ont augmenté de 38% depuis le 16 mars en raison du coronavirus. Les premières livraisons ont augmenté de 51% et le nombre de personnes inscrites sur le site Web d'Eaze a augmenté de 105%.

Le besoin d'équipement de protection individuelle ou d'EPI a considérablement augmenté. Ce sont les masques N-95, les blouses en plastique et les gants qui sont portés par les médecins et les infirmières des hôpitaux de première ligne. Le maire Cuomo de New York, l'épicentre des cas aux États-Unis, a demandé aux hôpitaux privés de donner leurs EPI aux hôpitaux publics. Les États se surenchérissent pour cet équipement. Le stock fédéral est «retenu» pour «juste un renfort» selon le président Trump et son gendre Jarad Kushner. Cela met les gouverneurs et le peuple américain en colère. Plus de la moitié des Américains pensent que le président Trump fait un «mauvais» travail de gestion de la pandémie. Il a toujours donné des informations inexactes et induit le peuple américain en erreur sur la gravité de la crise. Il a été lent à répondre avec la production nécessaire d'EPI et de ventilateurs. 3M est désormais invitée par la loi fédérale sur la protection à fabriquer des masques. Et GM fabrique des ventilateurs. Les ventilateurs pour New York sont achetés en Chine parce qu'il y a une pénurie aux États-Unis.

Les hôpitaux commencent à utiliser des manteaux en plastique et des sacs à ordures pour les EPI. Les citoyens fabriquent des masques faciaux faits maison avec du matériel et les donnent aux hôpitaux à mesure qu'ils s'épuisent. Des vidéos et des instructions pour créer des masques sont maintenant en ligne.

https://www.cnn.com/2020/04/04/health/how-to-make-your-own-mask-wellness-trnd/index.html

Aujourd'hui, le président Trump a ordonné à tous les Américains de porter des masques lorsqu'ils sortent. Ce sont des masques faciaux ordinaires, pas le N-95 qui sont nécessaires dans les hôpitaux. Aujourd'hui, 96% des Américains respectent l'ordre «rester à la maison» au profit de la santé publique.

Le Dr Andrew Fauci est le «visage» à la télévision des informations sur Covid-19 pour le gouvernement fédéral. Il est conseiller fédéral en santé publique depuis les années 1980, quand il y a eu l'épidémie de sida. Il est calme, factuel et réconfortant. Les gens mettent son visage sur des tasses et des t-shirts. Il est la voix de la raison. Il reçoit également des menaces de mort en raison des faits qu'il présente. Le Dr Sanjay Gupta aide également à éduquer les Américains avec ses podcasts Fact vs Fiction sur le coronavirus sur CNN.

https://www.cnn.com/2020/04/04/health/how-to-make-your-own-mask-wellness-trnd/index.html

Le manque de ventilateurs pousse les professionnels de la santé aux États-Unis à prioriser qui devrait les obtenir. Le virus attaque le système respiratoire, provoquant un essoufflement et des difficultés à respirer. À un moment donné, le patient est soit mis sous respirateur, soit laissé mourir. Les familles ne sont pas autorisées à entrer dans les hôpitaux pour réconforter leurs membres mourants. Les enfants et les personnes âgées meurent seuls. Il y avait un article aujourd'hui dans le New England Journal of Medicine du Dr Robert Truog suggérant un «système de points» pour prioriser les patients.

https://www.nejm.org/doi/full/10.1056/NEJMp2005689

«Les Centers for Disease Control and Prevention estiment que 2,4 à 21 millions d'Américains devront être hospitalisés pendant la pandémie, et l'expérience en Italie montre qu'environ 10 à 25% des patients hospitalisés auront besoin d'une ventilation, dans certains cas pendant plusieurs semaines. Sur la base de ces estimations, le nombre de patients nécessitant une ventilation pourrait varier entre 1,4 et 31 patients par respirateur. La nécessité de rationner les ventilateurs dépendra du rythme de la pandémie et du nombre de patients ayant besoin d'une ventilation en même temps, mais de nombreuses analyses avertissent que le risque est élevé. Le «système de points» donnerait aux Américains âgés et aux personnes souffrant de maladies préexistantes telles que la MPOC un score inférieur. »

Le nombre de cas dans le monde et aux États-Unis continue d'augmenter. Au 4 avril 2020, il y avait 1.187.798 cas dans le monde avec 64083 décès. Aux États-Unis, il y a 301 902 cas avec 8 175 décès, trois fois le nombre de décès qu'après 911. New York compte 113 000 cas et 3 500 décès. Les deux prochaines semaines devraient être pires.

Dimanche des Rameaux, 5 avril 2020

«DIVINITÉ - Aujourd'hui, j'abandonne l'idée de la Divinité comme quelque chose de lointain et de très lointain. Je réaffirme que mon esprit est un centre d'activité divine dans l'esprit de Dieu, et je me concentre sur les principales façons dont je peux exprimer cela à travers mes actions, mes intentions et mes paroles.»

C'est le dimanche des Rameaux et les églises sont fermées dans le monde entier.

Les plus démunis de la société sont les pauvres et les sans-abri. Le Federal Stimulus Bill 2020 aidera les pauvres aux États-Unis. Mais qu'en est-il des sans-abri? En Californie, le gouverneur Newsom a pris des mesures pour retirer les sans-abri infectés des rues et les emmener dans des logements. Actuellement, il y a 6 867 chambres dans des hôtels et des motels loués par l'État pour des personnes sans-abri atteintes du virus. Dans la première phase, il y aura 15 000 lits. La FEMA paie 75% du remboursement des chambres pour les personnes sans domicile exposées.

Le chef Jose Andreas, fondateur de la World Central Kitchen, https://wck.org nourrit ces sans-abri et d'autres qui ont besoin d'un repas chaud. C'est un chef de renommée mondiale qui, ces dernières années, est entré dans des situations d'urgence pour fournir de la nourriture. La World Central Kitchen a servi 750 000 repas à des communautés vulnérables confrontées à une grave insécurité alimentaire, comme à Porto Rico après l'ouragan il y a deux ans. Son organisation fournit des secours Covid-19 à New York; Los Angeles; Washington DC; Little Rock, Arkansas; Oakland, Californie; La Nouvelle Orléans; St. John (USVI), Fairfax, Virginie; Boston et Madrid, Espagne. Il travaille avec les autorités locales et des bénévoles pour mettre des repas chauds entre les mains des personnes qui en ont le plus besoin.

Chaque adulte aux États-Unis qui paie des impôts et gagne moins de 75 000 $ par an recevra un chèque de 1 200 $ au cours des deux prochaines semaines avec 600 $ pour chaque enfant du ménage. Cela fait partie du Federal Stimulus Bill 2020. Les couples qui gagnent moins de 150 000 $ par an recevront 2 400 $. Il s'agit de couvrir le coût du loyer, de la nourriture et des médicaments. Il existe des lignes directrices fédérales interdisant à tout propriétaire d'expulser quelqu'un pendant cette période. L'eau ne peut pas être fermée dans les maisons et les entreprises en Californie.

Les banques alimentaires à travers les États-Unis distribuent de la nourriture gratuite comme jamais auparavant https://www.feedingamerica.org/find-your-local-foodbank. Le besoin augmente chaque jour. Les gens sont refusés après que le fou est épuisé.

Les dons pour toutes ces activités peuvent être faites en ligne. Les particuliers et les organisations donnent de l'argent. CNN a un site pour faire un don à https://www.cnn.com/impact. La Fondation Bill et Melinda Gates a donné plus de 100 millions pour aider à contenir l'épidémie de coronavirus. Les joueurs de la NBA donnent de l'argent pour couvrir les salaires des travailleurs horaires touchés par la fin de la saison plus tôt. The Late Show with Steven Colbert accepte les dons.

La terre profite de la crise du Covid-19. Des grandes villes entières telles que Wuhan, New York, Paris, Moscou et Los Angeles sont fermées. Il y a très peu de voitures et les usines sont fermées, donc il y a très peu de pollution dans l'air. Cela n'aura probablement pas d'effet à long terme, mais à court terme, la terre obtient une pause dans notre insulte quotidienne contre les émissions.

Partout, les cœurs s'ouvrent pour aider les autres. Les voisins se surveillent les uns les autres et en particulier les personnes âgées pendant cette période. Ils achètent des gens qui ne peuvent pas sortir. Nous nous rassemblons comme nous ne le faisons qu'en temps de crise comme une guerre mondiale ou cette pandémie. Pouvons-nous maintenir ce niveau de soins? J'espère.

Il pleut depuis deux jours. J'ai l'impression que les cieux pleurent pour les mourants. Il élimine également le virus. Les deux prochaines semaines devraient être les pires pour Covid-19 aux États-Unis. Nous atteignons le sommet de la courbe des infections et des décès. Dieu nous aide tous!

Cas   dans le monde 1, 272,115   U.S. 337,072

Décès dans le monde 69374   États-Unis 9 619

Pourcentage de décès dans le monde 5,4%   États-Unis 2,9%

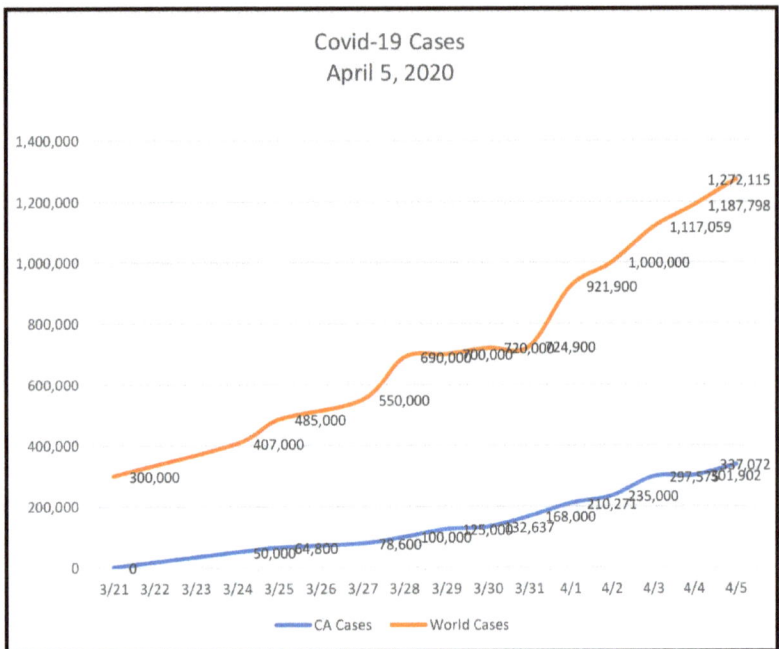

Covid-19 Cases
April 5, 2020

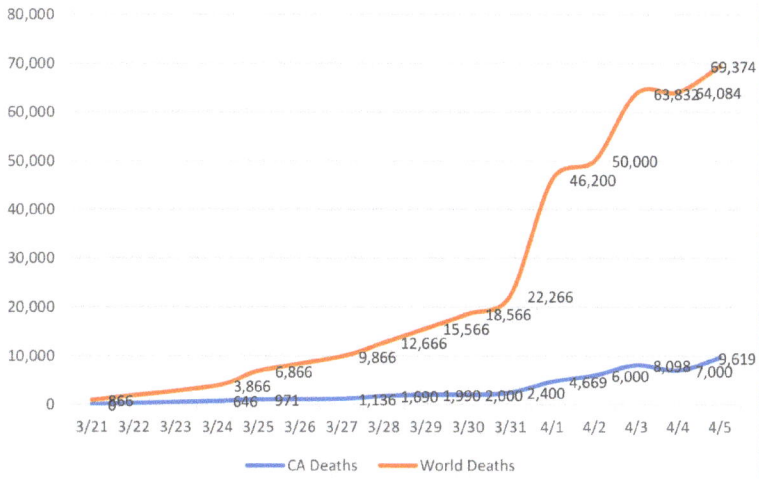

Covid-19 Deaths
April 5, 2020

	World Deaths	CA Deaths
3/21	866	8
3/24	3,866	646
3/25	6,866	971
3/28	9,866	1,136
3/29	12,666	1,690
3/30	15,566	1,990
3/31	18,566	2,000
4/1	22,266	2,400
4/2	46,200	4,669
4/3	50,000	6,000
4/4	63,832 / 64,084	8,098 / 7,000
4/5	69,374	9,619

68

Lundi 6 avril 2020

«PRÉSENCE VIVANTE - Aujourd'hui, je renonce à l'idée que je suis séparé de Dieu et j'embrasse de tout mon cœur l'idée que ma nature même est la nature de Dieu exprimée sous forme d'amour, de gentillesse et de dynamisme. Je me tourne vers la Présence intérieure pour me guider et m'inspirer.»

Le chirurgien général des États-Unis a déclaré que la semaine prochaine serait «notre moment à Pearl Harbor» en référence à l'attaque japonaise sur Pearl Harbor qui a amené les États-Unis dans la Seconde Guerre mondiale. Le nombre de cas et de décès devrait augmenter considérablement. Les Américains se rassemblent comme jamais auparavant depuis la Seconde Guerre mondiale pour nous aider à surmonter cela avec le moins de destruction possible. Il y a une attitude d'abnégation pour le bien commun. Hier soir, les présentateurs de 60 Minutes ont déclaré que les gens appelleraient désormais leur vie pré-COVID-19 et post-COVID-19. C'est un moment marquant de l'histoire. Ils ont pris un moment de silence pour reconnaître le chagrin collectif que ressentent actuellement tant de familles. Plus de 9000 Américains sont morts au cours des deux dernières semaines des suites de Covid-19. C'est incompréhensible. Lors du concert AMC Our Country à la télévision hier soir, à la place des American Music Awards prévus qui ont été reportés au 16 septembre 2020, ils ont utilisé l'expression «nous sommes tous dans le même bateau». Ce sentiment de responsabilité partagée et de bienveillance est un cadeau du virus. Quelle tristesse qu'il ait fallu cela pour nous réveiller.

Ma routine quotidienne a beaucoup changé au cours de la commande «rester à la maison». Je commence la journée par la prière et la méditation pour discerner comment je pourrais être utile aujourd'hui, suivie d'une tasse de café et d'une barre protéinée. J'écris ensuite dans ce livre des notes de la veille. À 11 h 45, je me connecte à CNN pour écouter les dernières nouvelles nationales. À midi, je passe à KTVU Channel 2 pour les nouvelles californiennes. Ensuite, je tapis pendant une demi-heure, je me douche et je me remets au travail.

J'ai un coca light et je vérifie mes e-mails. Il y en a environ 20 à 30 chaque jour avec des offres liées à la crise comme la vente de masques faciaux, l'achat d'une assurance-vie et les mises à jour quotidiennes. À 15 h 00 Je regarde le PBS Newshour généralement suivi du Steven Colbert Late Night Show de la nuit précédente pour une lecture amusante de l'actualité pour me remonter le moral. Le dimanche, je regarde Last Week Tonight de John Oliver pour une autre source d'informations amusantes. En général, je regarde les actualités beaucoup plus que d'habitude pour avoir des informations précises à rapporter ici. Je regarde de manière détachée en tant que chercheur en sciences sociales qui est ma formation professionnelle et mon expérience depuis trente ans. J'écrivais des rapports de recherche toute l'année dans le cadre de ma charge de travail normale. Il m'est facile de le faire maintenant. Je cherche des thèmes et des faits. Après les avoir écrits ici, je suis capable de les oublier. Cela ne marque pas ma conscience comme pour beaucoup de gens. Il peut être très dommageable de regarder trop de nouvelles.

Aujourd'hui, la Californie se prépare pour la prochaine semaine de crise potentielle. Le gouverneur Newsom a ajouté 50 000 lits aux 75 000 lits d'hôpitaux de 416 hôpitaux de l'État. Les arènes sportives comme le stade de basket-ball Sacramento Kings sont en cours de conversion en sites de soins alternatifs. Les cas les plus graves resteront dans les hôpitaux où ils disposent du personnel pour les soigner. Des médecins et infirmières à la retraite se portent volontaires pour aider sur ces sites. La Californie envoie 500 ventilateurs à la réserve fédérale pour être utilisés par d'autres États comme New York ou le Michigan. Le gouverneur Newsom a commencé à se préparer à cette pandémie à la fin du mois de janvier de cette année, lorsque des personnes de Chine sur un bateau de croisière ont été détenues pendant deux semaines en quarantaine. Contrairement au président Trump, il a commencé tôt, à notre avantage dans l'État.

L'inspecteur général du Département fédéral de la santé et des services sociaux a publié aujourd'hui un rapport sur l'état de préparation des hôpitaux américains à faire face à la crise Covid-19.

Les 300 hôpitaux déclarants ont cité des «pénuries généralisées» et «graves de matériel médical». Le président Trump est de plus en plus critiqué pour sa mauvaise gestion de la réponse nationale. Il n'a pas agi en février alors que d'autres gouverneurs réagissaient. Il a répondu lentement et avec des informations incohérentes. Début mars, le président Trump a qualifié la pandémie de corid-19 de «canular» promulgué par les démocrates contre lui pour l'empêcher d'être réélu en novembre. Il a acheminé des ventilateurs de Chine vers des entreprises privées pour des appels d'offres entre les gouverneurs des États, de sorte que les États se rendent désormais directement en Chine pour se procurer cet équipement indispensable. Il a exhorté les citoyens à «aller travailler, même si vous êtes malade, pour maintenir l'économie en marche». Le président Trump semble dire que tous les commentaires sur le virus concernent lui-même plutôt que les problèmes. Il critique les gouverneurs qui n'apprécient pas la réponse fédérale et dit au vice-président Pence de «ne pas les rappeler». Vendredi dernier, le président Trump a suggéré que les victimes de Covid-19 prennent un médicament antipaludique hydroxy chloroquine pour lutter contre les symptômes, même s'il n'y a aucune preuve médicale solide que cela soit utile. Il a empêché le Dr Fauci de répondre aux questions sur le médicament lors de la conférence de presse. Les médecins accumulent maintenant le médicament et les personnes atteintes de lupus et de polyarthrite rhumatoïde qui en ont besoin régulièrement et qui ne sont plus en mesure de l'obtenir et qui souffrent. Certaines personnes sont mortes de la drogue. Le peuple américain (48%) attribue au président Trump une «très mauvaise» note pour le sien sur la gestion de la pandémie.

Le Premier ministre britannique Johnson est dans un état critique à l'hôpital avec Covid-19. Il a été vu serrant la main de gens dans les rues il y a une semaine. Il a cédé son pouvoir de diriger le gouvernement à Dominic Raab, le commandant en second. Chris Cuomo de CNN, le frère cadet du gouverneur Andrew Cuomo, est infecté par le coronavirus. [Le maire de New York est Bill de Blasio]

Aujourd'hui, aux États-Unis, il y a 367 507 cas de Covid-19 avec 10 908 décès. **Il y a à peine deux semaines, il n'y avait que trois cas aux États-Unis.**

Mardi 7 avril 2020

«INCARNATION DU CHRIST - Aujourd'hui, j'abandonne l'idée que le Christ est une personne particulière et je réalise que le Christ est chaque personne. Je me consacre à voir et à aimer le Christ en chacun et en tout.»

J'ai passé la journée à me ressourcer. Je me suis reposé, lu, écrit dans ce livre, cuit, cuisiné et joué du piano. Je mémorise la pièce pour piano Christofori's Dream de David Lanz. C'est une pièce magnifique et inspirante. Je veux pouvoir m'asseoir n'importe où n'importe quand et partager sa beauté avec les autres.

Il est important pour moi de prendre le temps d'entrer et de me ressourcer. Je pense que c'est vrai pour tout le monde. Mais c'est particulièrement vrai pour les introvertis, comme moi. Je me ressaisis en prêtant attention à mes pensées et en lisant du matériel inspirant. Aujourd'hui, c'était l'Amour sans fin: Jésus parle de Glenda Green. C'est pour moi une source d'étonnement continuelle. Je lis sur le Sacré-Cœur.

Au plus profond de votre être se trouve votre propre centre sacré. C'est la chambre calme et silencieuse au plus profond de vous où vous êtes un avec le Père… L'acte même d'être là est l'essence de la prière…

Le Sacré-Cœur a un emplacement exact dans le corps qui peut varier légèrement d'une personne à l'autre, mais c'est à peu près le même. Il est situé dans l'espace entre la colonne vertébrale et le cœur physique, à partir d'un pouce au-dessus du cœur physique à trois pouces en dessous …

Lorsque vous entrez, vous devez libérer votre attention dans le silence, la laisser tomber jusqu'à ce qu'elle se repose. C'est la voie de la contemplation tranquille dans laquelle vous pouvez voir l'unité de tout ce qui est. Ceci est votre lieu sacré, car c'est le lien pivot entre le corps et l'âme, le physique et l'immortel, entre vous et Dieu…

À l'intérieur du silence sacré, vous pouvez faire l'expérience de la béatitude et de la tranquillité, et recevoir une guérison ou une éducation... Il y a sept dimensions de l'intelligence qui résonnent extérieurement du centre de votre cœur: l'unité, l'amour, la vie, le respect, l'honnêteté, la justice et la gentillesse ... Vous fortifiez le cœur par l'appréciation, l'acceptation et le pardon.

Il est si important que vous respectiez votre individualité et votre conscience de soi que vous possédez. De cette conscience de soi, vous tirez votre capacité de pensée et d'imagination. Il contient votre droit d'être une source supplémentaire d'infini et de création. (pp. 163-164.)

Mercredi 8 avril 2020

«GENTILLE - Aujourd'hui, je renonce à l'idée qu'il n'y a pas d'autre moyen pour moi de m'exprimer qu'avec ma gentillesse naturelle. L'Esprit de Dieu en moi me pousse à agir avec gentillesse.»

Les diffuseurs de nouvelles commencent à décrire cette réalité Covid-19 comme «la nouvelle norme». Le monde est changé à jamais par un «envahisseur étranger». «Nous sommes en guerre», crient-ils. À Wuhan, en Chine, où le virus a commencé en décembre 2019, ils ont levé l'ordre du «refuge à domicile» aujourd'hui après onze semaines, 76 jours depuis le 21 janvier. Les citoyens sont toujours encouragés à rester chez eux si possible. Beaucoup quittent la région pour rentrer chez eux après avoir voyagé pour le Nouvel An chinois au début de l'épidémie. Je pense que je vais devenir fou si je dois rester à la maison pendant onze semaines! Bill Gates, cofondateur de Microsoft et philanthrope, a déclaré qu'il pensait que nous serions dans cet état d'alerte jusqu'à ce que nous obtenions un vaccin qui pourrait prendre de un à un an et demi. Yikes! D'un autre côté, hier, Cuomo de New York a déclaré qu'ils avaient peut-être atteint leur apogée, ce qui signifie que les choses allaient se détériorer d'ici. Le nombre de décès à New York a atteint un niveau record en une journée de 179.

Je me suis réveillé ce matin au son de l'équipe d'entretien de la pelouse bimensuelle travaillant dans ma cour. Comme c'est réconfortant d'entendre un son «normal». Il est temps de revenir à l'autodiscipline. Avec le manque de structure externe, je dois m'appuyer sur une structure interne pour façonner mes journées. J'irai bientôt sur le tapis roulant. Le mercredi est le jour de la lessive, je vais donc jeter une charge de vêtements sur le chemin de l'entraînement. Je pratiquerai ensuite le piano. J'ai presque mémorisé la pièce. Je continuerai à écrire dans ce livre qui est comme un long rapport de recherche.

L'industrie de la mode fait état de fortes baisses des ventes de vêtements et de fourrures. Le marché boursier est, bien entendu, toujours en difficulté.

Le dernier Dow Jones était de 22 818 points qui se situent essentiellement au milieu entre le haut et le bas cette année. Le secrétaire d'État Minuchin, le conseiller économique du président, suggère que nous avons besoin de 250 milliards de dollars de renflouements supplémentaires pour les petites entreprises qui affectent 90% des États-Unis. Bien que le président Trump continue d'insister sur le fait que le processus de candidature des petites entreprises ne pose aucun problème. Pour les prêts, les propriétaires d'entreprise signalent que le processus est «en proie à des échecs techniques et à de la confusion». Des rapports font état de fonds destinés à des sociétés cotées en bourse plutôt qu'aux petites entreprises qu'ils étaient censés servir. Certaines de ces grandes entreprises redonnent de l'argent au gouvernement fédéral. Les personnes qui demandent le chômage déclarent devoir appeler la hotline de l'État cinquante fois par jour sans succès pour compléter leur demande. L'infrastructure fédérale n'était pas préparée à une pandémie.

Bernie Sanders a abandonné hier les primaires démocrates. L'ancien vice-président Joe Biden est désormais le candidat probable pour défier le président Trump en novembre. L'influence du programme libéral de Bernie Sander se fera sentir au sein du Parti démocrate. Des idées telles que les soins de santé pour tous, les frais de scolarité gratuits dans les collèges et la lutte contre le réchauffement climatique seront probablement ajoutées à l'idéologie du Parti démocrate en novembre. Les rassemblements étant annulés, les candidats doivent s'appuyer sur des interviews télévisées pour faire passer leur message. Le président Trump utilise son discours quotidien sur Covid-19 à la nation comme plate-forme politique pour se faire réélire. Ce n'est pas approprié et il reçoit beaucoup de critiques publiques pour le faire.

Les publicités à la télévision reflètent déjà les problèmes de Covid-19. Ils visent à vendre les articles nécessaires pendant cette période, tels que la pizza de livraison ou les chaussures nécessaires aux intervenants de première ligne. Les concurrents olympiques américains partagent des déclarations positives d'espoir quant au moment où ils concourront à Tokyo l'année prochaine, un an plus tard que prévu.

Twitter continue d'avoir des informations erronées malgré la promesse d'arrêter de le faire. Selon les estimations, 59% des fausses déclarations sont toujours en cours d'exécution. Facebook et YouTube font mieux avec respectivement 24% et 27% de fausses annonces d'informations.

Chiffres d'aujourd'hui: 1 500 830 cas dans le monde, 87 706 décès ou 5,8%. Aux États-Unis, il y a 423 135 cas avec 14 390 décès ou 3,4%. Je dirais que la Terre fait un assez bon travail pour réduire la population mondiale. La terre EST vivante, comme n'importe quel organisme, et je crois qu'elle se protégera de nous les humains. J'ai couru cette théorie par mes amis et je suis surpris du nombre d'entre eux qui disent y avoir pensé mais n'ont pas osé la mentionner. John Prine, un célèbre chanteur country, est décédé hier du virus Covid-19. Il avait 70 ans. Ses chansons incluent Angel de Montgomery. Le virus peut être propagé par des personnes qui ne présentent pas de symptômes pendant une semaine. Les drapeaux sont en berne dans tout le pays en l'honneur de ceux qui sont morts du virus.

Je trouve que la méditation du Sacré-Cœur est très relaxante et rajeunissante. Cela me donne la paix de me concentrer sur cela au lieu du flux négatif de nouvelles diffusées 24h / 24 et 7j / 7. C'est une période difficile et les gens parlent de plus en plus d'une réponse spirituelle pour faire face. C'est nouveau dans les médias d'information populaires. Le monde change maintenant de manière positive.

Jeudi 9 avril 2020

«ÉTERNEL - Aujourd'hui, j'abandonne l'idée de commencements et de fins, et je remarque comment tout et tout le monde s'étend dans toutes les directions du temps. Je vois à quel point la vie est magnifique.»

Je suis fatigué de la pandémie qui définit ma réalité. Je suis coincé à la maison mais j'ai la liberté dans mes pensées et mes actions. J'ai partagé le brouillon de ce livre avec un collègue de l'Université d'État de Sonoma et il a commenté à quel point c'était personnel. Oui, c'est comme ça que j'écris maintenant. Mes lecteurs en sont venus à l'attendre de moi. L'une des raisons pour lesquelles j'ai quitté le monde universitaire était que j'étais tellement fatiguée de me fier à l'esprit et d'ignorer le cœur.

Je pense que je vais commencer la journée par un entraînement sur tapis roulant suivi d'une douche chaude... J'ai commencé à lire un livre fascinant recommandé par ma collègue: Témoignage de la lumière par Helen Greaves. Il a été communiqué par télépathie par une religieuse décédée et a ensuite communiqué à sa sœur ce qu'elle vivait. C'est une lecture parfaite pour ces jours... garder la vie sur cette terre en perspective.

Dix pour cent de la main-d'œuvre américaine est désormais au chômage. Les citoyens ne peuvent pas payer leur loyer. Il existe un moratoire sur les expulsions pour les paiements de loyer ou d'hypothèques manqués. Les gens se demandent s'ils peuvent acheter de la nourriture et comment ils pourront se remettre de ce revers. Les taxes foncières sont dues le 15 avril et de nombreuses personnes ne peuvent pas les payer. La Réserve fédérale a mis à disposition 2,2 billions de dollars de prêts pour les petites entreprises. C'est sans précédent et c'est le pire depuis la grande dépression. Quatre-vingt-dix-sept pour cent des Américains restent chez eux pour aider à prévenir la propagation du Covid-19. Cela devient la nouvelle norme.

Aux États-Unis, il y a 462 000 cas et 16 500 décès. On rapporte que si on est infecté, pendant la première semaine il n'y a aucun symptôme visible. Ensuite, les symptômes apparaissent pendant une semaine. Pour de nombreuses personnes, elles doivent se rendre à l'hôpital à cette période. Pour d'autres, ils meurent une semaine plus tard. C'est une sombre progression.

Vendredi saint 10 avril 2020

«CONSCIENCE - Aujourd'hui, j'abandonne l'idée que mon esprit est séparé de l'Esprit omniscient de Dieu. Je m'entraîne à remarquer le pouvoir, la vérité et la beauté de ma pensée. Je dédie ma conscience de la reconnaissance de la puissance et de la présence de Dieu.»

Il y a un sentiment d'expansion dans ma journée maintenant que je n'avais jamais expérimenté auparavant, sauf pendant brièvement pendant les vacances. Il n'y a aucune activité «obligatoire» que je dois effectuer. Même à la retraite, j'ai structuré ma vie de manière à avoir des exigences et des engagements extérieurs chaque jour. Maintenant, il y a des heures interminables de contemplation et de réflexion. Je réfléchis au nouveau livre que je lis. Je réfléchis à la pandémie. Mais il y a surtout un sentiment de loisir comme je n'en ai jamais connu auparavant. Comme la vie semble luxueuse. Un tel cadeau. Cela fait peut-être partie de ce que cette pandémie peut nous apprendre: ralentir et profiter de la vie. Je remarque les lézards se prélasser sur la clôture à l'extérieur. J'écoute l'eau qui coule dans les étangs près du patio en bas. Je vois les nouvelles feuilles sur le pommier quand je m'entraîne. Je remarque la vie au lieu de courir à travers elle. Quel cadeau!

Je viens de lire une déclaration dans Témoignage de Lumière qui semblait avoir pu être tirée de l'écriture d'Ernest Holmes.

«Dans l'esprit humain, une pensée négative peut s'infiltrer et s'insinuer entre toutes les bonnes intentions, apparemment en sommeil. Puis il devient un noyau attirant à lui-même une pensée de contenu similaire jusqu'à ce qu'il prenne un semblant de force par l'émotion; plus tard, les résultats, physiques, matériels ou spirituels se manifestent». (p. 71.)

Cela me rappelle ce que j'ai écrit à la fin de mon dernier livre *My Spiritual Unfolding: Science of Mind on Mind Treatment.*

Qu'est-ce que le traitement?

Les grandes religions du monde conviennent qu'il existe une seule intelligence créatrice qui sous-tend toute réalité. Il est appelé de nombreux noms différents: Dieu, Allah, Yahvé, Jéhovah, Première Cause, Chi, Qi, Adonaï, Hachem, Krishna, Bouddha-nature, Tao, le JE SUIS. Dieu est toujours présent, omniscient et tout-puissant. C'est le pouvoir, la beauté, la lumière, l'amour, la bienveillance, la gentillesse, le pardon, la paix et la sérénité. Il nous rapproche toujours plus de lui-même.

Ernest Holmes a distillé cette compréhension dans la philosophie de la science de l'esprit. Il déclare que dans le macrocosme, la Parole, ou Cause Première, est à l'origine de tout ce qui n'a jamais existé ou qui n'existera jamais. C'est éternel. La pensée précède la manifestation. Dans le microcosme, les humains créent leurs expériences de vie par leurs pensées conscientes et inconscientes. La plupart de nos pensées les plus profondes sur nous-mêmes viennent de notre famille et de notre société et sont inconscientes. Nous acceptons à un certain niveau que nous ne sommes pas assez bons; que nous sommes inférieurs à cause de la couleur de notre peau, de notre sexe, de notre orientation sexuelle ou de nos handicaps... que nous n'en sommes pas dignes. Ces formes-pensées créent notre existence souvent au-delà de notre conscience. Par conséquent, il est essentiel que nous prenions conscience de nos hypothèses sur la vie et sur nous-mêmes.

Ernest Holmes et d'autres membres du mouvement New Thought enseignent que nous pouvons nous guérir nous-mêmes et les autres grâce à l'utilisation de la prière affirmative appelée Traitement de l'esprit spirituel. Dans ce processus, le praticant revendique pour lui-même et pour l'autre la réalité de leur existence divine exempte de maladie ou de manque d'aucune sorte.

Emmet Fox dans son livre *The Sermon on the Mount* déclare que Jésus a enseigné spirituellement ou métaphysiquement. Fox déclare que la sérénité est «la tranquillité de l'âme». «Prier scientifiquement signifie affirmer que Dieu nous aide, que la tentation n'a aucun pouvoir contre nous, et affirmer constamment que notre vraie nature est spirituelle et parfaite (p. 55) ».

Dans la prière du Seigneur, Jésus nous enseigne à accepter chaque jour notre pain quotidien. Nous devons nous attendre à ce que Dieu nous fournisse pleinement tout ce dont nous avons besoin. «Le pain ne signifie pas simplement la nourriture, mais tout ce dont nous avons besoin pour une vie saine, heureuse, libre et harmonieuse. Cela comprend la nourriture, les vêtements, le logement, les moyens de voyager, les livres, etc. par-dessus tout, nous avons besoin de liberté» (Fox, p. 162). Nous sommes libres de choisir d'accepter la bonté divine ou de compter sur nous-mêmes pour l'approvisionnement.

L'abandon est nécessaire pour faire l'expérience de la grâce parfaite de Dieu. La plupart nous abandonnons un peu à la fois. Nous pouvons prier le matin, méditer pendant une demi-heure, aller à un cours de yoga et rendre grâce le soir. Nous pouvons connaître la paix et la sérénité à ce moment-là. Ensuite, nous retournons à nos expériences normales de réalité, de conflits et d'anxiété. Emerson déclare que «notre foi vient par aperçus tandis que nos vices sont perpétuels.» Nous sommes instruits par Jésus de «prier sans cesse». Nous devons vivre en présence de Dieu à chaque instant de notre vie.

Pour d'autres, l'abandon est complet et soudain. Cette ouverture est provoquée par un sentiment de désespoir et la prise de conscience que tout ce qui a eu un sens dans la vie d'une personne n'avait aucun sens, a conduit à l'échec, au manque et souvent à des idées suicidaires. Cette prise de conscience rend la personne ouverte à recevoir la grâce de Dieu et à apprendre un nouveau mode de vie. C'est un don de désespoir qui crée une volonté de libérer notre emprise sur notre ancienne vie et de laisser Dieu prendre le dessus. Il y a un éclatement de l'illusion de la séparation et la restauration de l'âme à sa plénitude.

Que devons-nous faire en cas de manque? Joel Goldsmith dans son livre *Practicing the Presence* écrit: «La vie spirituelle révèle clairement que la grâce de Dieu est notre suffisance en toutes choses. Nous n'avons besoin de rien dans ce monde sauf de sa grâce» (p. 83). Lorsque nous faisons l'expérience du manque, nous devons déclarer sans réserve que «Ta grâce est ma suffisance». Jésus nous enseigne "Cherchez d'abord le royaume de Dieu et tout le reste vous sera donné».

In Love Without End: Jesus Speaks par Glenda Green, nous lisons que Jésus lui a dit que,

Au centre de votre âme se trouve le Sacré-Cœur. C'est le moment où vous êtes un avec Dieu. Le cœur voit l'infini à l'intérieur et à l'extérieur... Il peut déterminer l'origine des conditions et les changer. Le cœur est votre intelligence supérieure... Votre esprit est simplement un serviteur et il se comporte bien s'il reçoit des impulsions positives; il se comporte très mal s'il reçoit des impulsions négatives... C'est à partir de ce pouvoir, au centre de votre être, que s'écrit tout le scénario de votre vie. Vivez dans votre cœur pour accomplir le scénario de votre vie ou pour le réécrire... Les réponses à la guérison de votre vie se trouveront dans la force intérieure de votre cœur... Renforcez toutes vos émotions positives par la gratitude et les admirations quotidiennes. Diminuez quotidiennement vos émotions négatives grâce au pardon. (pp. 50-51).

Ernest Holmes dans Pouvons-nous parler à Dieu? Écrit: «Le secret du pouvoir spirituel est la conscience de l'union avec le tout et la disponibilité du bien» (p. 58). Je pense que dans le traitement de l'esprit spirituel, le pouvoir vient de tomber dans notre Sacré-Cœur et de réaliser notre Divinité et la Divinité de ceux que nous traitons. Nous affirmons alors la réalité de la bonté qui vient de cet héritage divin. Nous plaçons l'esprit à sa place en tant que serviteur de nos pensées positives, stimulant ainsi la loi de la vie pour créer ce que nous savons être vrais.

Les publicités à la télévision sont de plus en plus une question de soutien et de remerciements pour les personnes qui travaillent pour nous aider à traverser cette pandémie:

le personnel hospitalier, les employés des épiceries, les chauffeurs FedEx et les livreurs de nourriture. Il y a deux jours, il y a eu une élection primaire dans le Wisconsin. Ils ont essayé de le reporter mais la Cour suprême de l'État a rejeté la proposition. Les électeurs ont été contraints de risquer leur vie pour voter. C'est considéré comme une honte.

Le Pape a prononcé un discours de la télévision en circuit fermé pour le Vendredi saint. Les prix du pétrole brut ont chuté de 50% depuis la pandémie. L'Arabie saoudite et d'autres arrêtent la production de pétrole de 10% par jour dans l'espoir de faire grimper les prix. David Brooks sur PBS Newshour a rapporté un sondage qu'il a effectué auprès des lecteurs du New York Times sur la santé mentale en réaction à la pandémie. Les jeunes se sentent désespérés et pleurent toute la journée, les personnes âgées ressentent un sentiment d'isolement avec les ordonnances de «refuge sur place», et ceux qui ont des problèmes de santé mentale signalent une exacerbation des symptômes. Les cotes de réponse des gouverneurs d'État sont élevées, tandis que les cotes de la réponse du président Trump sont faibles. Le président Trump exige la «loyauté nord-coréenne» de ceux qui l'entourent pour renvoyer quiconque ne le soutient pas à 100%. L'Arabie saoudite et le Yémen ont déclaré un cessez-le-feu en raison de la pandémie.

Les cas continuent d'augmenter. Il y a 1 650 210 cas dans le monde avec 100 376 décès. Aux États-Unis, il y a 473 093 cas et 17 836 décès.

Samedi 11 avril 2011

*«Je lâche prise et vois les preuves de l'Amour en action tout aut-
our de moi. L'amour du Divin m'inspire à exprimer mon amour pour
moi-même, pour les autres et pour la vie elle-même.»*

Je viens juste d'une réunion de récupération en ligne. C'est tellement rassurant de revoir ma «famille» d'amis.

Les cas continuent d'augmenter dans le monde et à l'échelle nationale. Dans le monde, il y a 1 754 457 cas avec 107 520 décès,
6,1%. Aux États-Unis, il y a 514 4153 cas avec 19 882 décès, 3,9%.
Voici les graphiques qui représentent la tendance continue à la
hausse. Le nombre de décès augmente fortement à mesure que
les personnes malades meurent du virus Covid-19. L'augmentation
des décès est stupéfiante et ne peut être appréhendée qu'en regar-
dant le visuel dans le tableau ci-dessous ou en entendant le chagrin dans la voix des membres de la famille aux nouvelles. Il existe
un traitement prometteur pour la maladie: prendre des anticorps
dans le sang d'une personne qui s'est rétablie et les injecter à une
personne malade. Une personne à Washington a traité de cette
manière inversée du positif au négatif en UN JOUR! Les médecins
mènent également des essais cliniques sur l'hydroxy chloroquine
que le président Trump est recommandé pour voir dans quelle mesure elle POURRAIT être efficace. Aucun résultat pour le moment.

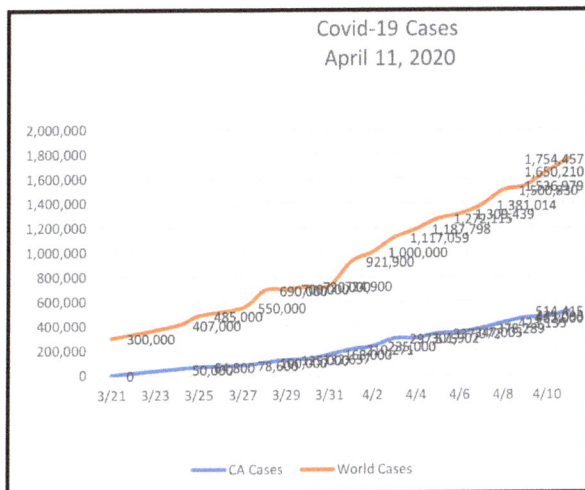

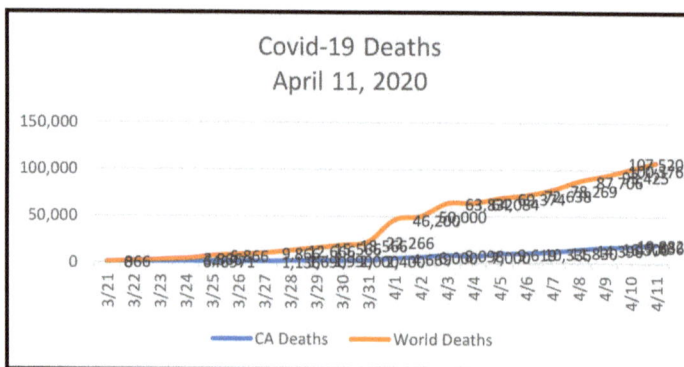

Covid-19 Deaths
April 11, 2020

CA Deaths — World Deaths

Le nombre de cas à New York aplatit mais le nombre de décès reste élevé, allant de 733 à 799 par jour. Nous devons être prudents en retournant au travail trop tôt et en provoquant une nouvelle poussée en juillet. Il est suggéré que nous ne retournions pas au travail avant d'avoir testé, suivi des cas et traitement. Le président Trump appelle à prendre la décision du moment où il dit aux Américains de retourner au travail comme «la décision la plus importante de ma présidence». Je pense qu'il a raison à ce sujet. Une possibilité est le 1er mai, mais 60% des Américains se sentent à l'aise avec cette date.

Les individus donnent de l'argent aux personnes dans le besoin. Un site Web donne 200 $ à la fois aux personnes qu'il juge appropriées pour le recevoir. Il y a plus de besoins que de ressources disponibles.

Aujourd'hui, c'est la Pâque pour la tradition juive. Bien sûr, les familles ne peuvent pas se réunir physiquement mais le peuvent via les réseaux sociaux. Ils doivent également remplacer des aliments qui ne sont pas disponibles aujourd'hui.

Dimanche de Pâques, 12 avril 2020

«UNIVERS SPIRITUEL - J'abandonne l'idée que je n'appartiens qu'ailleurs exactement là où je suis. Je m'engage à traiter mon séjour dans ce monde comme ma vraie et éternelle maison.»

Aujourd'hui, j'ai lu quelque chose est Testimony of Light qui me semble très approprié maintenant.

«J'ai cherché l'Esprit et l'Esprit était là tout le temps.

Il est venu chez les siens et les siens ne l'ont pas reçu.

Alors que je me repose maintenant dans cette Réalité, je vois, avec tristesse, la vérité de ces paroles, je ne l'ai pas connu. J'ai lutté, jeûné, recherché ce qui était déjà présent, parfait et éternel en moi. Comme la plupart d'entre nous dans la vie corporelle, j'étais une illusion; perdu dans le glamour...

Mais maintenant je lâche prise. Je ne cherche rien. J'absorbe et suis absorbé par l'Esprit de Lumière, d'Amour, de Beauté. Je sais que je suis en train de me refaire. La conscience s'étend pour reconnaître et accepter le fait d'être un Enfant de la Lumière Vivante, d'avoir déjà, en conscience, tout ce qui est nécessaire et de refléter autant de l'Esprit que ma conscience le permet». (pp. 106-107)

Pour moi maintenant, il y a tellement d'immobilité et de tranquillité que cela semble un temps, l'effort a cessé. Je dors ou je me repose plus. Il n'y a aucun sens à se précipiter car il n'y a nulle part où aller. Je me demande combien d'autres personnes ressentent cela. C'est peut-être l'une des leçons de cette époque: revenir à notre réalité spirituelle à l'intérieur et à l'extérieur.

L'altruisme est ce que tout le monde appelle pour l'instant. Nous sommes ordonnés mais surtout appelés à être altruistes en cette période de crise: à placer nos besoins personnels au-dessus des besoins de la société. Tout le monde ne fait pas cela. Cependant, la plupart des gens se trouvent aux États-Unis, 97% des personnes restant à la maison. Je sais que je deviens agité et tout le monde à qui je parle aussi. Nous sommes fatigués d'être enfermés. Nous faisons également de notre mieux pour prendre en compte les besoins des autres à travers des dons en argent, des applaudissements pour les personnes qui répondent à Covid-19, des dons de sang, des contrôles sur les personnes âgées et cetera. Un sous-produit de ce ralentissement économique est une réduction drastique de la pollution de l'air. C'est de l'altruisme pour la terre elle-même et les créatures qui y vivent et dans les océans. J'espère que cette attitude se poursuivra après la fin de la pandémie.

Lundi 13 avril 2020

«INSPIRATION - Je lâche prise et vois les preuves de l'Amour en action tout autour de moi. L'amour du Divin m'inspire à exprimer mon amour pour moi-même, pour les autres et pour la vie elle-même.»

Je me suis réveillé aujourd'hui déprimé. Ensuite, j'ai allumé la télévision pour avoir la bonne nouvelle: la courbe du virus Covid-19 s'aplatit à New York et ils prévoient de lever prochainement l'ordre de rester à la maison. New York se joint à d'autres États de la côte Est pour avoir une ouverture progressive du retour au travail et à la vie comme d'habitude. Dieu merci!!! Chaque État désignera un agent de santé publique et un agent économique pour superviser la transition. Il sera guidé par la science et non par le désir ou la politique. La reprise économique suivra sur les queues de la reprise sanitaire. Chaque État sera en charge de son propre plan. Le gouverneur Gavin Newsom a également annoncé aujourd'hui un aplatissement de la courbe en Californie à 23 458 cas et 683 décès. Demain, il dévoilera le plan. La Californie travaille avec l'Oregon et Washington sur une réponse commune à la réouverture.

Aujourd'hui, dans le monde, on dénombre 1 872 073 cas et 116 098 décès. Aux États-Unis, il y a 560 891 cas et 22 861 décès. Il est difficile de comprendre la réalité que ce virus n'a été identifié que le 7 janvier 2020 à Wuhan en Chine. Le médecin qui l'a découvert là-bas a tenté d'avertir le gouvernement central mais il a été contraint par eux de se rétracter. Les dirigeants ont estimé que les informations étaient politiquement incorrectes. Ce médecin est mort de la maladie. Quand le peuple chinois a appris cela, plus tard, il était furieux contre le gouvernement. Au 1er mars, il y avait 1274 cas aux États-Unis et 38 décès. À quelle vitesse ce virus s'est propagé. Nous aurions été dans un état très grave si les gouvernements du monde n'avaient pas répondu par des ordres de «rester à la maison». Des programmes d'actualité comme PBS Newshour et A Late Show with Stephen Colbert sont filmés depuis les maisons du présentateur, car ils sont maintenant également à l'abri sur place.

Je me suis également souvenu que le meilleur antidote contre la dépression était de travailler. J'ai sauté sur le tapis roulant puis j'ai pris une douche chaude et je me sens beaucoup mieux. Mon humeur s'améliore et la nouvelle s'installe dans ma conscience. Il y a une fin en vue !!!

Mardi 14 avril 2020

«CONNEXION - Je lâche prise et je réalise que je ne dépends que de l'Esprit vivant. Il n'y a rien dans la création qui puisse me séparer de mon fondement de confiance en l'Esprit vivant.»

Au cours du week-end, des articles ont été publiés dans tous les principaux journaux critiquant la gestion par le président Trump de la pandémie de Covid-19. Il a répondu de façon typique en blâmant les autres et en disant «il fait un travail formidable». Plus précisément, il blâme la réponse de l'Organisation mondiale de la santé et refuse de leur envoyer plus d'aide financière à un moment où le monde est au milieu d'une pandémie. Le Congrès lance une enquête sur cette action de sa part. Le congrès est chez lui maintenant mais reviendra le 1er mai.

L'Inde a poursuivi son verrouillage pendant encore deux semaines. L'Italie et l'Espagne commencent à lever certaines restrictions. Ce que tout le monde pense, c'est «quand le verrouillage sera-t-il facilité?» JPMorgan a indiqué que ses bénéfices pour le premier trimestre étaient en baisse de 69%. Il est clair que notre économie est en difficulté. Cependant, nous ne pouvons alléger les sanctions tant que le problème de santé n'est pas résolu.

En Californie, le gouverneur Newsom a mis en place six domaines qui doivent être traités avant la levée des restrictions.

1. Développez les tests et le suivi

2. Protéger les plus vulnérables: les personnes âgées, les sans-abri et les personnes atteintes de troubles immunitaires.

3. Les hôpitaux et les établissements de soins alternatifs sont équipés d'EPI adéquats.

4. S'engager dans le milieu universitaire et la recherche pour trouver des protocoles thérapeutiques.

5. Les entreprises et les écoles adoptent des pratiques sûres de distanciation sociale.

6. Continuer à protéger le grand public.

En Californie aujourd'hui, il y a eu 758 décès au total. Dans le monde, il y a 1 945 055 cas et 121 897 décès. Aux États-Unis, il y a 584 072 cas avec 23 709 décès. Les cas se stabilisent tandis que les décès augmentent. La plupart des gens, 80%, présentent des symptômes bénins du Covid-19 et récupèrent des anticorps dans le corps. Autre, 20% ont des symptômes plus graves et / ou la mort. Le recensement américain de 2020 a été reporté car les recenseurs doivent faire du porte-à-porte pour collecter des données. J'ai répondu en ligne aux informations de notre recensement il y a environ une semaine.

Les gouverneurs des États du Nord-Est et de l'Ouest travaillent ensemble pour établir des lignes directrices pour le retour à «une nouvelle normalité». Le président Trump dit qu'il a le pouvoir d'établir une date de retour pour le pays dans son ensemble. Les gouverneurs répondent en disant «ce n'est pas leur interprétation de la constitution». Comme c'est étrange, Trump a été lent à agir, affirme «aucune responsabilité pour la réponse fédérale à la crise de Covid-19», mais il veut maintenant prendre les choses en main? De toute évidence, il utilise ses mises à jour quotidiennes comme un rassemblement politique plein de demi-vérités et de divagations. Quelques nouvelles mises à jour de ses dernières 2 heures et demie! Les gens commencent à ne pas les regarder.

Le sénateur Bernie Sanders a approuvé Joe Biden à la présidence en 2020, tout comme l'ancien président Barack Obama. Le site Web Songs of Comfort créé par Yo-Yo Ma continue de se développer sur Internet. Les gens ont du mal à faire face à la détention, pour le moment, plus d'un mois.

Mercredi 15 avril 2020

«REVITALISÉ- Je lâche prise et laisse mon cœur s'ouvrir à l'expression de ma bonté naturelle. Je suis revitalisé par la conscience de ma parenté avec le Divin. Je suis enthousiasmé par le voyage que je fais.»

Éric et moi sommes agités. Je continue ma routine d'exercice, de lecture, d'écriture et de piano pour rester sain d'esprit. Il est moins réglementé. Je l'ai encouragé à aller sur le tapis roulant après moi aujourd'hui. Nous ne pouvons pas succomber à des habitudes négatives physiquement ou mentalement en ce moment.

Pas grand-chose de nouveau aujourd'hui dans les journaux télévisés. Ce que tout le monde pense, c'est "quand pouvons-nous retourner au travail et aux loisirs?" Il semble que ce ne sera pas avant le 1er mai. Les cas dans le monde sont aujourd'hui de 2 008 850 avec 129 045 décès. Aux États-Unis, il y a 610 774 cas avec 26 119 décès. Les chèques de relance du gouvernement fédéral sont en cours de fin. En Californie, le gouverneur Newsom a prolongé les heures de téléphone EDD de 8 h 00 à 20 h 00. Sept jours sur sept à compter du lundi 20. C'est parce que les gens n'étaient pas en mesure de passer leur dossier de chômage. Le temps de traitement de ces demandes en Californie est passé de trois semaines normales à 24 à 72 heures. Les gens ont besoin de secours pour payer leurs loyers et hypothèques de mai et acheter de la nourriture et des médicaments. Dix pour cent de la population active californienne est maintenant au chômage.

Citations intéressantes de Témoignage de lumière:

«Ici, le progrès, lorsqu'il est accompli, est toujours récompensé par le service… Au fur et à mesure que l'on avance vers une plus grande lumière, on est autorisé à enseigner et à guider les autres du Groupe sur un chemin moindre. (p, 125)

Que la perfection de l'âme et de l'esprit s'infiltre à travers la fenêtre et la porte de la personnalité. (pp. 126-127)

Nous faisons partie de Group Souls, non pas des individus séparés mais unis. Nous progressons en groupe lorsque le plus petit d'entre nous a «acquis» les nouvelles connaissances pour faire avancer l'ensemble.

Tel est donc le message que nous voulons faire passer

(1) Il ne devrait pas y avoir de peur de la mort du corps car c'est un passage en douceur à une vie beaucoup plus libre

(2) Que toute vie est vécue comme une série, que nous passons d'une vie à une autre expérience de vie à un rythme différent, c'est-à-dire à un niveau de conscience plus élevé». (p. 129)

Jeudi 16 avril 2020

«UNITÉ - Il n'y a qu'une seule vie. La vie est Dieu. La vie est parfaite. Cette vie est ma vie, maintenant! »

Je me suis réveillé ce matin avec de bons souvenirs de vacances d'enfance comme Thanksgiving et Noël. Nous étions tous rentrés de l'école et maman préparait un dîner de dinde ou de jambon toute la journée. Nous restions en pyjama à lire le matin puis nous habillions ensemble pour un dîner formel. C'était une période de confort, de paix, de sécurité... juste le contraire de maintenant. C'est peut-être à cause de la lecture de Group Souls que j'ai été déclenché par la bonté de mon enfance. Il semble que, depuis un an, j'ai beaucoup été avec ma famille dans mes rêves. Personne n'est mort dans les rêves même si maman et papa sont décédés dans la vraie vie. Tout le monde est vivant, jeune et aimant. C'est tellement rassurant.

La réalité est difficile en ce moment. Nous sommes en «ordre de rester à la maison» au moins jusqu'au 1er mai, une semaine de plus. Personne ne peut sortir sauf avec un masque maintenant, même les bébés de plus de deux ans. Nous ne pouvons pas revenir à un mélange normal comme auparavant avant d'avoir des tests pour identifier qui a le virus ou des anticorps pour celui-ci. On vérifiera nos températures lorsque nous irons quelque part pour nous assurer que nous ne sommes pas malades. Éric et moi parlions hier que nous pensons avoir eu le virus début janvier. Je pensais que c'était la grippe mais j'étais faible et au lit pendant deux semaines, ce qui est très inhabituel pour moi. Puis il l'a attrapé et a été malade pendant à peu près le même temps... le temps qu'il faut au virus pour suivre son processus. Il est possible que ce soit le cas.

Je commence à me sentir irritable et résigné. Je ne peux rien faire face à la situation extérieure. Nous regardons une nouvelle série à la télévision appelée Ozark. C'est divertissant. C'est une évasion de la réalité pendant un certain temps. Au moins, nous sommes en bonne santé, en sécurité, avons de la nourriture et de la chaleur pendant cette période.

Nous sommes tellement bénis. Pourtant, je suis agité. J'ai hâte d'être à nouveau dehors et d'aller aux réunions de rétablissement, de serrer les gens dans mes bras et de me soutenir les uns les autres. Il faudra peut-être longtemps avant que nous nous sentions à l'aise de nous étreindre à nouveau. Dieu merci, j'ai Éric avec qui interagir, parlé, toucher. Les gens qui vivent ensemble doivent devenir fous.

La violence domestique commence à être un problème maintenant. La hotline d'assistance est diffusée à la télévision. Des habitants de deux États, le Michigan et l'Ohio, protestent contre l'ordre de «rester à la maison». J'ai peur que la prochaine étape soit d'appeler la Garde nationale. Cela n'augure rien de bon.

Mardi 28 avril 2020

«HARMONIE - Je suis en harmonie avec le moment présent. La vie unique s'exprime à travers moi. Je suis en paix ici et maintenant.»

Je suis déconnecté des actualités depuis un bon moment parce que je devenais très déprimé. Je reste conscient de ce qui se passe dans le monde, mais je me concentre sur les circonstances actuelles de la vie vers une «perspective plus élevée». Je l'appelle «vivre dans la Présence». J'ai écrit plus à ce sujet dans mon livre My Spiritual Unfolding: Science of Mind. J'utilise la discipline mentale pour vivre chaque jour avec une «espérance de bien dans ma vie». J'avais l'impression de laisser la crise de Covid-19 devenir ma seule réalité mentale. J'ai décidé pour ma santé mentale que je devais me concentrer sur la vie que je veux créer plutôt que sur la vie telle qu'elle est maintenant dans ce monde. Cela demande une grande discipline mentale. A chaque instant je prends conscience de mes pensées. S'ils dérivent vers le négatif ("le virus ne disparaîtra jamais, je serai coincé dans la maison pour toujours, je deviens fou"), je change ma réflexion vers la vie que je veux manifester MAINTENANT. Je dois être patient et reconnaissant pour tout ce que j'ai.

Je me suis inscrit à un autre cours au Center for Spiritual Living pour commencer le 11 juin. Ce sera sur les variétés de l'expérience religieuse de William James. J'ai commandé le livre et je l'ai lu. Il est assez dense et demande de la concentration. Le Dr Kim Kaiser, qui enseigne la classe, est le président de l'Institut Holmes où je prévois d'étudier cet automne. J'ai obtenu deux lettres de recommandation pour le certificat en programmes d'éducation spirituelle à l'Institut Holmes. J'ai ensuite rempli ma candidature et l'ai envoyée. Il s'agit avant tout d'un programme d'enseignement à distance donc le virus ne posera pas de problème pour les cours.

J'ai également pris des notes sur plusieurs autres livres spirituels que j'ai mentionnés plus tôt. J'ai nettoyé mon bureau et trouvé des livres d'Amit Gaswani sur la physique quantique qui sont passionnants à lire.

J'ai également débarrassé cinquante livres de mon bureau pour faire de la place pour les livres que j'achèterai pour le programme de certificat en éducation spirituelle. J'ai également découvert un site Web sur les livres d'Abraham Hicks Productions sur la loi de l'attraction. Les vidéos en ligne sont très édifiantes et mettent l'accent sur ce que nous voulons attirer dans nos vies. Il y a une vidéo du 12 mars 2020 qui traitait spécifiquement de la situation avec Covid-19 qui était rassurante.

Quand j'écoute les nouvelles, c'est redondant. J'ai ajouté BBC World News à mon visionnage. Un petit commentaire du président Trump sera médité toute la journée par les médias d'information. Il y a des spéculations continuelles sur le moment où nous pouvons sortir du «refuge sur place» aux États-Unis et dans le monde. Les scientifiques et les universitaires travaillent 24 heures sur 24 pour trouver un vaccin contre Covid-19. De nombreux essais cliniques sont en cours dans le monde. Le ou les deux qui fonctionneront seront produits en série dès que cela sera humainement possible. Pour être en sécurité, nous devons tester des millions de personnes par jour. Malgré la proclamation du président Trump selon laquelle les tests sont suffisants, la réalité est que ce n'est pas le cas. Le monde ne reviendra pas à la «normale» tant qu'il n'y aura pas de vaccin. Jusque-là, nous continuons à faire de notre mieux.

Vous trouverez ci-dessous des graphiques illustrant l'augmentation des cas et des décès de Covid-19 dans le monde et aux États-Unis. Cette réalité se poursuit et doit également être traitée.

Aujourd'hui, il y a 1 002 498 cas aux États-Unis et 3 083 467 cas dans le monde.

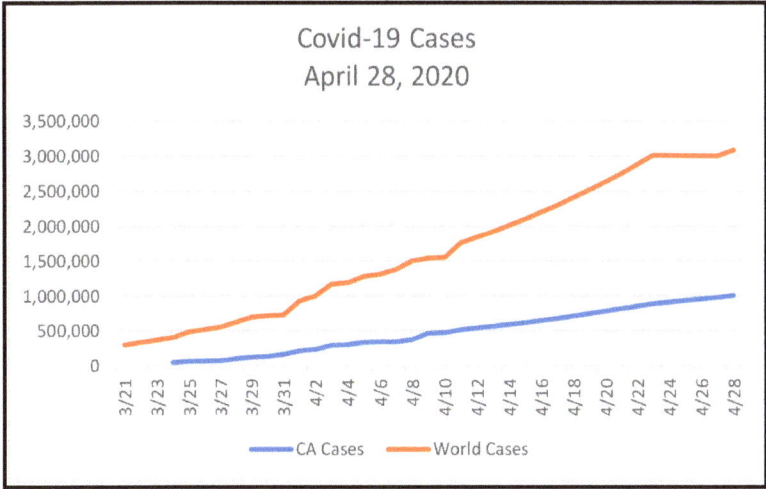

Covid-19 Cases
April 28, 2020

Aujourd'hui, il y a 57 266 décès aux États-Unis et 213 824 dans le monde.

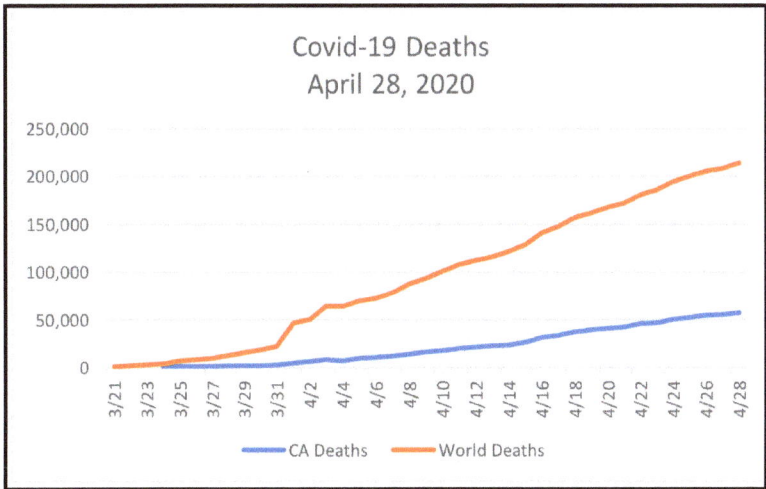

Covid-19 Deaths
April 28, 2020

12 mai 2020

«RECOMMANDATION - Aujourd'hui, je m'engage à nouveau à être exactement comme Dieu m'a créé. Je suis libre de donner au monde tout ce qu'il veut. Je suis sûr d'être avec. Je suis comme Dieu a créé.»

J'ai remarqué aujourd'hui que je n'ai pas écrit depuis le 28 avril. C'est parce que mon esprit a été sur d'autres choses. Comme je l'ai mentionné le 28, j'utilise la discipline pour lire trois à quatre heures par jour. Je me concentre sur ce qui se déroule pour moi sur le chemin. Ce qui s'est passé, c'est la publication de Mon déploiement spirituel: Science de l'esprit. J'ai eu une interview télévisée avec l'évêque O.D. Pringle le 9 mai à propos du livre. Il sera diffusé plus tard ce mois-ci.

Je vais récapituler les principaux sujets d'actualité du 28 avril.

• Le président Trump ordonne la réouverture des usines de conditionnement de viande. Les usines du Midwest ont été fermées après que de nombreux travailleurs ont attrapé le Covid-19 en raison de la proximité de leurs conditions de travail.

• Remdesivir, de Gilead, a été prouvé pour aider un patient atteint de Covid-19 à Washington. Il est envisagé comme traitement possible du virus. Il est actuellement en essais cliniques.

• Les hommes sont deux fois plus susceptibles que les femmes de mourir du virus.

• Le 1er mai, les collèges doivent informer les étudiants de leurs projets de cours à l'automne.

• 30 millions d'Américains sont sans emploi et demandent le chômage, soit 14% de la population active.

• Les compagnies aériennes exigent désormais des masques faciaux sur les vols.

• Le président Trump a suggéré avec désinvolture lors de son Daily News Update «si le virus est tué par Clorox, nous pourrions peut-être l'insérer dans les humains». Cela a entraîné une augmentation des appels au centre antipoison national. Clorox est sorti le lendemain en disant sans équivoque que le produit ne devait pas être injecté ou ingéré.

• L'Europe s'ouvre lentement.

• J Crew a déclaré faillite.

• La Cour suprême des États-Unis entend des affaires sur des téléphones depuis leur domicile. Les Américains peuvent entendre les discussions.

• 33 millions d'Américains sont au chômage, 15%.

• Les États américains commencent à s'ouvrir.

Mercredi 13 mai 2020

«GUIDANCE - Tout ce que je dois faire à tout moment est de regarder à l'intérieur pour découvrir que je suis guidé et inspiré par la Présence de la Paix. Dans la plus profonde gratitude, je vis ma vie en sachant que je ne fais qu'un avec tout ce qui est.»

Je n'ai pas écrit depuis un moment car Covid-19 ne ressemble plus à une crise. C'est un «nouveau mode de vie». Les États américains se sont ouverts au cours de la semaine dernière, certains plus rapidement que d'autres. Bien qu'il existe des directives fédérales sur l'ouverture, comme une baisse des cas pendant deux semaines avant l'ouverture, certains États ignorent cette recommandation. C'est parce que les gens sont inquiets et effrayés. Il y a des manifestations d'hommes portant des armes et de gens qui crient aux politiciens d'ouvrir les restaurants, les salons de coiffure et les salons de coiffure, les clubs d'entraînement, etc. Les gens sont à court d'argent et doivent retourner au travail. Les gens ont peur et le bilan économique est énorme aux États-Unis et dans le monde. Aux États-Unis, 36 millions de personnes ont demandé le chômage, ce qui porte ce taux à 25%. Nous assistons à une chute économique mondiale comme jamais auparavant. Nous allons récupérer, mais quand ce n'est pas clair, certains prédisent des années. Le Dr Fauci de la Maison Blanche craint que, lorsque les États s'ouvrent trop tôt, nous pourrions connaître des épidémies ou des «points chauds» qui devront être contenus. Ce qui est nécessaire est clair: tests, recherche des contacts, mise en quarantaine, fournitures médicales adéquates (équipement de protection individuelle) et réponse médicale, et réagir si nécessaire aux données qui émergent. Cela est vrai dans le monde entier. Certains suggèrent d'utiliser des téléphones portables pour retrouver les contacts des personnes infectées par le virus (sur une base volontaire). Il y a un nouveau développement, des incidents de cas de Covid-19 dans la petite enfance. Des cas ont été signalés dans plusieurs États. Hier, le Premier ministre Johnson du Royaume-Uni a déclaré des exigences similaires pour ses citoyens (il s'est rétabli du virus et est retourné au travail).

Les écoles continueront très probablement d'être fermées cet automne ou bien auront des périodes de cours par étapes pour que la distanciation sociale puisse être observée. Les collèges seront également fermés ou se tourneront vers des modèles d'enseignement à distance. Timothy White, chancelier du California State University System en Californie, le plus grand système universitaire des États-Unis, a déclaré que la CSU était en train de passer à l'enseignement à distance pour la plupart des classes. Aujourd'hui, 36 millions d'Américains sont sans travail, soit une personne sur quatre qui ne va pas travailler chaque jour. Le virus Covid-19 est arrivé dans les camps de réfugiés Rohingya. Les prisons sont tellement bondées que les prisonniers ont très peu de protection contre les infections en raison des systèmes de ventilation partagés et de la proximité des lignes d'alimentation. Ils ne peuvent être isolés socialement, s'ils sont infectés, qu'en étant mis dans le «trou». Les théâtres de Broadway à New York et à Londres sont toujours fermés et pourraient ne pas récupérer.

Hier, j'ai emmené un ami à l'hôpital pour une opération qui avait été reportée à cause du virus. Je portais un masque facial, bien sûr, et je lui ai demandé d'en porter un aussi et de m'asseoir sur la banquette arrière pour essayer d'être à six pieds l'un de l'autre. Ceci est requis dans tous les magasins et dans le grand public maintenant. Quand je suis arrivé à l'hôpital, j'ai été arrêté par un préposé qui a pris ma température et m'a interrogé sur mon état de santé récent: si j'avais eu de la fièvre, à plus de 104 degrés, de la diarrhée, de la fatigue, des courbatures, un essoufflement, etc. J'ai dit «non» et j'ai continué à aller chercher mon ami.

Il y a une nouvelle normalité. Cela consiste en une plus grande considération pour les autres; reconnaissance pour tous ceux qui travaillent dur pour garder les hôpitaux ouverts, la nourriture livrée, les livreurs de commandes en ligne et le remplissage des médicaments; et le sacrifice personnel pour le bien général. Il fait ressortir soit la meilleure nature de chacun, soit la pire nature de chacun, les deux sont visibles dans le monde. Le site Web de Songs of Comfort continue de croître grâce aux contributions de tous les types de musiciens du monde entier.

La santé mentale de chacun est aujourd'hui remise en question. Les personnes qui sortent du coma de l'unité de soins intensifs Covid-19 sont déconcertées et confuses. Tout le monde est testé à ses limites. Il y a une forte baisse des signalements de maltraitance d'enfants aux États-Unis, probablement due au fait que les enfants ne sont pas à l'école pour être observés et signalés. La violence domestique est très préoccupante.

Les graphiques de la propagation du virus du 21 mars 2020 à aujourd'hui sont ci-dessous. Il semble que le virus continue d'augmenter dans le monde. Aujourd'hui, il y a 1 372 855 cas aux États-Unis et 4 298 269 cas dans le monde. Il y a une grande inquiétude quant à ce qui se passera lorsque le virus se propage en Afrique et dans d'autres pays avec des systèmes de santé médiocres ou pire encore dans les camps de réfugiés.

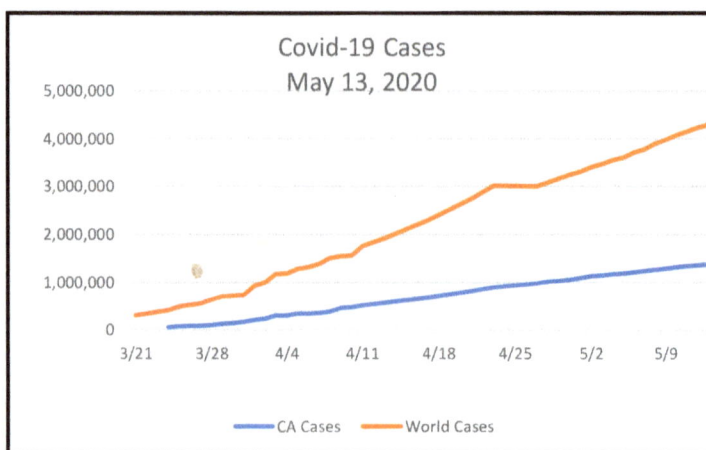

Le nombre de morts donne à réfléchir. Dans le graphique ci-dessous, nous voyons 82 548 décès au total aux États-Unis aujourd'hui et 293 514 décès dans le monde. Ces chiffres sont stupéfiants. On estime qu'aux États-Unis, nous atteindrons 137000 décès d'ici la fin de l'été. Nous verrons.

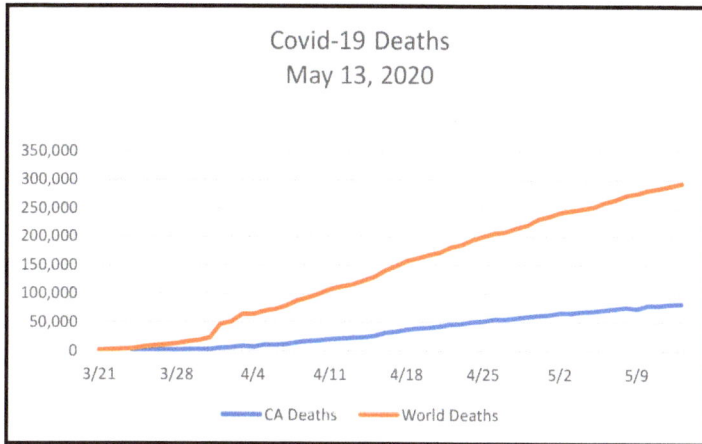

Covid-19 Deaths
May 13, 2020

Dans quel genre de monde allons-nous maintenant? Une nouvelle, pour le bien, j'espère. Les publicités à la télévision parlent désormais du sentiment commun d'être seul à la maison et du désir de contact physique avec ses proches. Un autre thème commun est la reconnaissance de tous ceux qui travaillent pour rendre notre monde à nouveau sûr et prospère. Le 1% supérieur qui contrôle le monde doit maintenant considérer les 99% restants, nous avons tous besoin les uns des autres des ouvriers agricoles dans les champs fournissant des produits sur les marchés aux PDG. Tout le monde doit rester en sécurité dans la mesure du possible. Un sens commun de mission partagée est apparu dans le monde entier. Nous sommes un peuple sans frontières en ce qui concerne le virus et son remède. Je crois que c'est un changement émotionnel et mental positif qui continuera de croître au fil des mois et des années. Le monde a vraiment été appelé à s'aimer. Nous devons chacun décider pour nous-mêmes comment nous réagirons: avec amour ou peur. Nous avons chacun des croyances et expériences spirituelles différentes. Essayons d'être le meilleur de nous-mêmes à mesure que nous progressons.

Publication par: **Maple Leaf Publishing Inc.**

3rd Floor 4915 54 Street
Red Deer, Alberta T4N 2G7, Canada

https://mapleleafpublishinginc.com

Pour commander des exemplaires supplémentaires de ce livre,
contactez: 1-(403)-356-0255

ISBN Broché: 978 -1 -77419 - 057-9

ISBN eBook: 978 - 1 - 77419 - 056 - 2

Date de publication: Août 24, 2020

www.ingramcontent.com/pod-product-compliance
Lightning Source LLC
Chambersburg PA
CBHW041217030426
42336CB00023B/3371